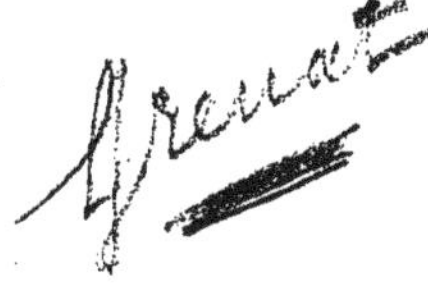

ÉTIOLOGIE

DE

L'ÉPILEPSIE DITE ESSENTIELLE

ROLE DE L'HÉRÉDITÉ EN GÉNÉRAL

ET DE

L'HÉRÉDITÉ TUBERCULEUSE EN PARTICULIER

PAR

Le Dr Henri LHOTE

Ancien Externe des Hôpitaux de Lyon.

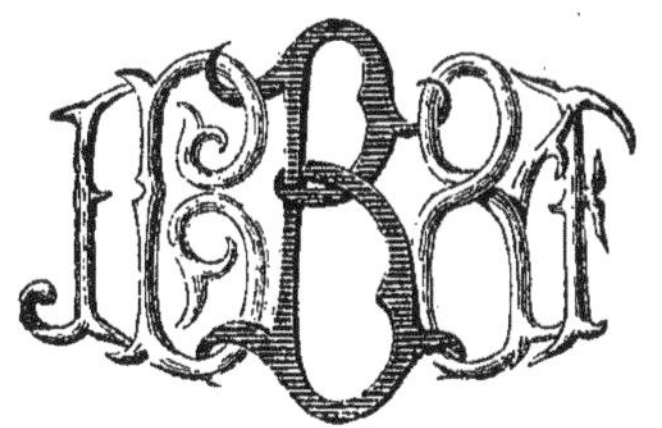

PARIS

LIBRAIRIE J.-B. BAILLIÈRE ET FILS

Rue Hautefeuille, 19, près du Boulevard Saint-Germain

1900

ÉTIOLOGIE

DE

L'ÉPILEPSIE DITE ESSENTIELLE

RÔLE DE L'HÉRÉDITÉ EN GÉNÉRAL

ET DE

L'HÉRÉDITÉ TUBERCULEUSE EN PARTICULIER

ÉTIOLOGIE

DE

L'ÉPILEPSIE DITE ESSENTIELLE

ROLE DE L'HÉRÉDITÉ EN GÉNÉRAL

ET DE

L'HÉRÉDITÉ TUBERCULEUSE EN PARTICULIER

PAR

Le Dr Henri LHOTE

Ancien Externe des Hôpitaux de Lyon.

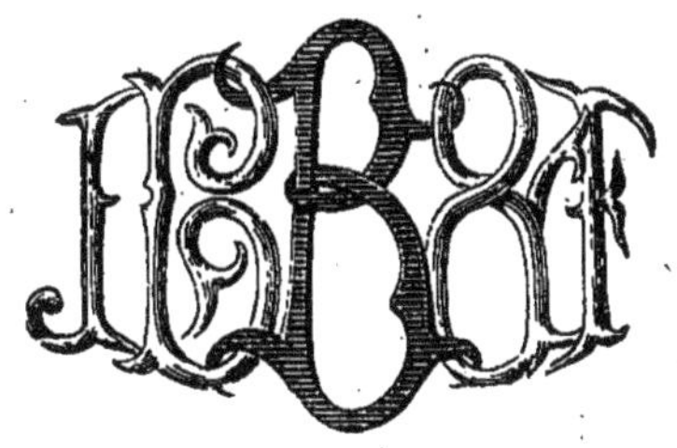

PARIS

LIBRAIRIE J.-B. BAILLIÈRE ET FILS

Rue Hautefeuille, 19, près du Boulevard Saint-Germain

1900

AVANT-PROPOS

A la veille d'entrer dans la carrière médicale, c'est un devoir pour nous d'adresser à nos maîtres, pour leur constante bienveillance, l'hommage de notre profonde gratitude.

M. le professeur Teissier nous fait le grand honneur d'accepter la présidence de notre thèse, nous le prions de recevoir l'expression de notre vive reconnaissance.

M. le professeur agrégé Pic a bien voulu s'intéresser à nous au terme de nos études. C'est lui qui nous a inspiré le sujet de notre modeste travail. Ce sont ses observations que nous avons publiées. Notre profonde reconnaissance lui est pleinement acquise.

M. le Dr Chatin, médecin des Hôpitaux, nous a très aimablement ouvert les portes de son service d'épileptiques au Perron, nous l'en remercions très vivement.

Durant notre externat, MM. les professeurs Laroyenne et Maurice Pollosson, MM. les professeurs agrégés Condamin, Vallas, nous ont initié à la pratique chirurgicale et gynécologique ; nous remplissons le plus agréable des devoirs en les remerciant de leurs précieux conseils.

Enfin, notre dernier semestre d'externat nous a permis de profiter du docte enseignement de M. le professeur agrégé Roque. Nous le remercions ici bien sincèrement.

Nos témoignages de gratitude iront également à M. le professeur agrégé Bouveret, médecin des Hôpitaux, dont nous avons pu, pendant nos deux dernières années d'étude, apprécier le clair et savant enseignement clinique.

Nous remercions également nos amis Thévenot et Hubert qui, par leur profonde connaissance de l'allemand, nous ont permis de puiser abondamment dans la littérature allemande.

Enfin, qu'il nous soit permis de remplir un devoir plus intime en assurant tous nos vieux amis, dont l'affection nous fut toujours très chère au cours de nos études, de notre inaltérable amitié. Nous garderons d'eux le meilleur et le plus vivace souvenir.

ÉTIOLOGIE

DE

L'ÉPILEPSIE DITE ESSENTIELLE

ROLE DE L'HÉRÉDITÉ EN GÉNÉRAL

ET DE

L'HÉRÉDITÉ TUBERCULEUSE EN PARTICULIER

INTRODUCTION

L'idée première de notre travail revient à M. le professeur agrégé Pic.

Depuis longtemps il avait remarqué, en fouillant les antécédents des épileptiques, soit du Perron, soit des Chazeaux, combien leur hérédité était chargée au point de vue infectieux et toxique. Tuberculose et alcoolisme des ascendants constituaient en effet la note dominante de nombreuses observations. De même, la constatation dans l'enfance de convulsions infantiles, de maladies infectieuses diverses en quantité notable venait encore imprimer un caractère plus net à l'origine toxique et infectieuse du syndrome épilepsie et se surajouter à la tare des ascendants.

Tous ces faits cliniques n'étaient guère en harmonie avec les anciennes conceptions de l'étiologie de l'épilepsie.

Sans doute les infections, les intoxications chez les ascendants étaient notées ; de même, une place était accordée aux maladies infectieuses du jeune âge ; mais tous ces éléments étiologiques ne ressortaient pas, ils étaient en quelque sorte noyés au milieu des multiples causes que les auteurs se sont plu à rassembler.

Il a fallu, pour réagir contre ces tendances, l'intervention de nombreux et éminents neuro-pathologistes.

Marie, un des premiers, Pierret, Lemoine, Pitres dans des articles, dans des thèses de leurs élèves, dans leurs leçons cliniques, sans nier le rôle de l'hérédité, donnaient plus d'ampleur à ce facteur, mais le mettaient au second plan, dans la catégorie des causes prédisposantes de l'épilepsie, et réservaient la première place aux causes infectieuses surtout, mais aussi aux facteurs toxiques, auto-toxiques et réflexes, qui jouaient alors le rôle de causes déterminantes du syndrome épileptique.

C'est pour apporter de nouveaux matériaux à cette conception de l'étiologie épileptique plus neuve, plus en rapport avec nos connaissances actuelles sur les liens qui unissent les infections, les intoxications avec les maladies du système nerveux, que M. le professeur agrégé Pic nous a engagé à dépouiller de nombreuses observations d'épileptiques (160) et à dresser un tableau statistique des facteurs étiologiques.

Pour compléter notre travail, nous avons fait précéder nos observations d'un historique et d'une étude détaillée de l'étiologie de l'épilepsie, nous aidant pour cette tâche des travaux les plus récents français et étrangers.

Notre travail sera donc divisé en trois chapitres.

Dans le premier nous étudierons l'historique de l'étiologie de l'épilepsie, en montrant combien les idées actuellement en cours ont mis longtemps à se faire jour.

Le deuxième chapitre sera réservé à l'étude étiologique de l'épilepsie dite essentielle. Nous avons essayé de grouper les si nombreuses et si diverses causes incriminées. Ce long chapitre sera subdivisé en trois parties :

a) Causes prédisposantes;
b) Causes préparantes;
c) Causes déterminantes.

Enfin, nos 160 observations, leurs statistiques, les réflexions qu'elles nous suggèrent constituent le troisième et dernier chapitre.

CHAPITRE PREMIER

HISTORIQUE

Le nombre des auteurs qui, à toutes les époques, ont abordé l'étude de l'étiologie de l'épilepsie est tellement considérable, les causes invoquées sont tellement variables, que nous nous croyons autorisé, dans un simple but de clarté, à diviser en périodes cet historique. Division artificielle, à la vérité, mais qui aura l'avantage, sur une énumération un peu sèche des auteurs, de mieux montrer l'évolution des idées.

Première période. — Notre première période remontant à la plus haute antiquité se termine au seuil du XIXe siècle ; elle est presque stérile au point de vue étiologique. Il manquait, en effet, aux anciens des moyens d'investigation anatomique, et surtout les fils conducteurs que nous fournissent la physiologie et la pathologie générale.

A Rome, l'épilepsie était considérée comme une manifestation de l'intervention divine *(morbus sacer)*. Les épileptiques étaient considérés, tantôt comme inviolables, tantôt comme voués à la malédiction divine. C'est ainsi qu'on suspendait les comices lorsqu'une attaque se produisait dans les réunions; la séance n'était reprise qu'une fois la souillure effacée par des expiations publiques, de là le nom de *morbus comitialis*. Ailleurs, on parquait les malades dans des solitudes, pour soustraire les populations à leur contact. « Une idée de contagion s'attachait à leur infirmité, et c'était une coutume générale de cracher quand passait un épileptique ; cela s'appelait cracher l'épilepsie. » (DELASIAUVE). HIPPOCRATE dans son ouvrage *(de morbo sacro)* s'éleva avec force contre cette idée de mal sacré. Ce mal, disait-il, n'était pas plus divin que les autres maladies qui affligent l'humanité. Les causes existaient dans l'organisme, et ce qui démontrait son origine naturelle, c'est qu'il s'attaquait à des tempéraments déterminés. Il admettait, du moins implicitement, la division de la maladie en idiopathique et sympathique, et il reconnaissait qu'outre l'action de « l'humeur pituitaire accumulée dans le cerveau, le principe morbide pouvait exister dans les autres organes ».

CELSE a peu écrit sur l'épilepsie, qu'il appelait *morbus major*.

ARÉTÉE confirme les idées d'Hippocrate sur les divers sièges du mal caduc.

Après lui, GALIEN, dans sa consultation sur un enfant épileptique, s'occupe plutôt des symptômes.

COELIUS AURELIANUS, ALEXANDRE DE TRALLES étudièrent l'épilepsie chez les enfants, sans noter les causes.

RHAZÈS et AVICENNE entrevoient l'épilepsie toxique déterminée par les substances vénéneuses.

Après trois siècles de silence, JEAN FERNEL, MERCURIALIS, SENNERT parlent d'épilepsie plutôt par compilation que par travaux personnels.

Avec la Renaissance, la médecine subit une impulsion nouvelle. L'anatomie pathologique, avec Bonet et Morgagni, prend rapidement de l'extension. La découverte de lésions dans l'épilepsie, l'absence de celles que l'on avait soupçonnées, contribuèrent à l'éclosion de travaux moins hostiles aux faits.

Après eux, on peut citer quelques auteurs qui grossirent le nombre des observations :

Wepfer qui montra l'influence de la ciguë aquatique, Bœrhave, Bursérius, Borétius qui signala l'épilepsie traumatique, enfin Stahl qui attire l'attention sur l'épilepsie saturnine.

L'apparition du *Traité sur l'épilepsie* de Tissot (1771) marque une date importante dans l'historique de la question. Ce traité résume la science de l'époque et apprécie avec une remarquable sûreté de jugement la valeur de toutes les conquêtes antérieures.

Enfin, la fin du xviiie siècle vit la création de services d'épileptiques et les travaux de Joseph Frank, de Doussin Dubreuil qui montrèrent l'influence provocatrice des causes morales.

Telle fut cette longue période qui, si elle apporta quelques enseignements à la clinique, contribua peu à l'étude de l'étiologie.

Deuxième période. — La deuxième période est incontestablement plus féconde. Elle s'étend jusqu'en 1880, année où parurent de nombreux et intéressants travaux. Dans cette période, les auteurs s'appliquent plus volontiers à l'étude de l'étiologie. Ils discutent passionnément la question de l'hérédité. Les uns la nient, les autres lui donnent la plus large place.

L'hérédité infectieuse avec la tuberculose particulièrement, voit le jour ; enfin, le rôle des maladies infectieuses, comme causes occasionnelles ainsi que celui des épilepsies réflexes, s'imposent de plus en plus à l'esprit de l'observateur. Quant à l'alcoolisme, il en est à peine question.

Maisonneuve (1804) scrute avec soin les antécédents héréditaires et personnels de ses malades. Il remarque que l'épilepsie peut succéder à une foule d'états morbides, c'est-à-dire à une « influence héréditaire, humorale, nerveuse, pléthorique, externe, gastrique, intestinale ». Il en fait autant de formes distinctes.

Après lui Bastos, Leuret, nient l'hérédité.

Beau lui accorde une influence.

Bouchet et Cazauvielh (1826) recueillent quelques observations d'antécédents infectieux.

Georget (1835) signale un cas d'épilepsie après la petite vérole.

Bernard de Montessus, Tanquerel des Planches (1845) étudient minutieusement l'épilepsie saturnine.

Plus tard Herpin (1854) dit que maladies convulsives, scrofule, paraissent être les premières des affections qui constituent une prédisposition.

A Moreau de Tours (1854) revient l'honneur d'avoir publié des statistiques où il montre tantôt le grand nombre des maladies infectieuses, tantôt la phtisie comme influence prédisposante.

A la même époque, Delasiauve admet « une manière d'être spéciale résultant de la transmission héréditaire qui prédispose à une série de causes hygiéniques générales ou locales qui provoquent le mal caduc ». Ailleurs « bien que les maladies générales ou locales fassent souvent diversion à l'épilepsie ; parfois elles en deviennent le principe, soit par la susceptibilité spéciale qu'elles communiquent à l'économie, soit par la lésion directe du cerveau ou les troubles sympathiques de ses fonctions ».

L'impaludisme est signalé par Dumas et Holeston. L'épilepsie partielle, étudiée déjà par Bravais, est distraite de l'épilepsie idiopathique par Jackson.

Cotard (1868), dans un important travail, montre le premier l'importance des fièvres éruptives dans la pathogénie de la sclérose cérébrale accompagnée d'atrophie et d'épilepsie.

Marshall-Hall explique comment les émotions, les passions d'une part, les irritations gastro-entériques et utérines d'autre part, agissent, les premières directement, les secondes d'une manière réflexe.

Le rôle de l'alcoolisme est nettement posé par Magnan en 1871, qui montre l'influence de l'absinthe sur l'épilepsie, en 1879 par H. Martin.

Enfin, en 1880, paraît le traité de Gowers *(de l'Epilepsie et autres maladies convulsives chroniques)* traduit en français par M. le Dr Carrier, médecin des hôpitaux de Lyon.

Dans cet ouvrage si documenté, si clair au point de vue clinique, qui, à l'époque, faisait autorité, on s'étonne de voir que l'étiologie n'a pas été conçue avec toute l'ampleur désirable, alors que des travaux contemporains eussent fourni une abondante série de faits et d'expériences intéressantes.

Ainsi, l'auteur anglais met au premier plan les causes prédisposantes, qui même, d'après lui, peuvent suffire pour l'éclosion de l'épilepsie.

Dans les causes prédisposantes, il accorde une très large part à l'hérédité névropathique, surtout similaire, pour reléguer bien loin en arrière l'hérédité tuberculeuse, qu'il note, mais considère comme peu importante.

Enfin, il omet les diathèses, l'alcoolisme chronique des parents, comme facteurs prédisposants ; omission relevée d'ailleurs par M. le Dr Carrier, dans une annotation.

Comme causes déterminantes : les convulsions, les maladies de l'enfance, les maladies aiguës sont notées, mais l'alcoolisme chronique est rejeté comme peu important. Enfin, au sujet des épilepsies réflexes, il y a plusieurs lacunes.

Troisième période. — Ces vingt dernières années marquent une véritable ère nouvelle pour l'épilepsie. Les travaux les plus éminents se succèdent.

Il y a une sorte d'émulation chez les neuropathologistes, qui tous apportent une large contribution à l'édification de ce chapitre de la pathologie nerveuse.

De toutes ces recherches, il résulte que le cadre de la névrose comitiale, dans lequel ne rentraient déjà plus l'épilepsie partielle, les convulsions épileptiques de la grande hystérie, se rétrécit de plus en plus. Le domaine de l'épilepsie dite idiopathique perd de plus en plus de terrain, envahi qu'il est par le nombre de plus en plus grand des épilepsies sympathiques et symptomatiques.

En 1881, Kemfster, de Philadelphie, fait connaître les relations existant entre phtisie et épilepsie. Il a pu suivre des familles dans lesquelles a tout d'abord régné la tuberculose seule. Dans la descendance, l'élément nerveux prenait le pas et se manifestait, tantôt sous forme d'épilepsie, tantôt sous forme de manie, tandis que d'autres branches restaient indemnes.

D'après ces observations, ce serait toujours la phtisie qui aurait préexisté et serait, par conséquent, la souche de l'autre maladie.

En France, Landouzy (1880), dans sa thèse d'agrégation, montre l'influence des maladies aiguës sur le système nerveux, et particulièrement sur les phénomènes paralytiques consécutifs.

Les années suivantes, plusieurs travaux intéressants voient le jour. Et d'abord les cliniques de M. le Dr Albert Carrier, qui, tout en insistant beaucoup sur l'hérédité névropathique, mentionne le rôle de la tuberculose, des maladies infectieuses, de quelques causes réflexes.

L'épilepsie tardive, niée par Lasègue, Nothnagel, fut le sujet de la thèse inaugurale de Delanef (1883).

La question de l'hérédité des parentés morbides est abordée dans plusieurs expériences et mémoires retentissants, par Brown-Séquard (1880), par Féré, Déjerine, Boinet et Combemale.

Les études microbiologiques s'étendant, on publie de nombreux travaux tendant à démontrer les relations des maladies infectieuses avec le système nerveux.

Plusieurs cas sont publiés par Richardière, Marie, Jendrassik.

Enfin Féré (1884). dans les *Archives de neurologie*, cite un cas d'épilepsie ayant succédé à l'éclampsie. Il montre l'influence de cette maladie sur le développement du mal caduc, à la seule condition qu'elle intervienne sur un membre de la famille névropathique.

Marie, en 1887, publie un article retentissant. Il se déclare peu satisfait de la notion d'hérédité malgré les expériences de Brown-Séquard, et les faits montrant la coïncidence du mal comitial avec les maladies du système nerveux les plus variées. Pour lui, l'épilepsie est non une maladie, mais un symptôme comme les épilepsies partielles ; la cause première, ayant déterminé le processus dont l'épilepsie est une manifestation, serait toujours extérieure au malade et postérieure à sa conception.

Un enfant peut naître épileptique si la cause morbide l'a frappé pendant la vie intra-utérine. Mais Marie n'admet pas que l'enfant soit conçu épileptique. Frappé de l'existence des convulsions de l'enfance chez presque tous les épileptiques, il fait remonter à ces convulsions la filiation des attaques d'épilepsie. Ces convulsions surviennent toujours à la suite d'une infection.

L'influence de l'hérédité est moins probable quand il s'agit d'épilepsie tardive.

Dans ces cas il faut songer à la syphilis ou à la puerpéralité.

D'une façon générale, pour lui, l'hérédité joue le rôle de cause prédisposante. « Si quelque maladie générale, dit-il, n'est pas venue porter ses coups, soit primitivement, soit secondairement, sur les centres nerveux ou leurs annexes, ces héréditaires, ces dégénérés, ces cérébraux ne deviennent pas plus épileptiques qu'ils ne seraient atteints de paralysie générale, s'ils n'ont pas eu la syphilis. »

A la suite de Marie, Lemoine apporta certains faits fournis par la clinique et par la pathologie. Il fait des malformations physiques que l'on trouve chez des épileptiques, le résultat d'un arrêt de développement occasionné par une des maladies infectieuses de la toute première enfance. Enfin Lemaire, Belous, Veysset viennent appuyer les dires de Marie et de Lemoine.

Le rôle de l'alcoolisme, de l'absinthisme en particulier, est bien démontré par Laborde et Ollivier Cadéac et Meunier. Enfin la syphilis dans ses rapports avec l'épilepsie est étudiée par Fournier d'une façon définitive.

Charles Féré, en 1890, publie un volumineux *Traité sur l'épilepsie*. Son étiologie est en tous points en accord avec les idées admises; néanmoins lui qui insiste peut-être beaucoup sur le rôle de l'hérédité névropathique critique Marie, et ses partisans. Il voudrait voir les maladies infectieuses occuper le second plan, s'effaçant en quelque sorte derrière l'hérédité et la prédisposition névropathique.

Enfin Chaslin publie le résultat de l'examen histologique de plusieurs cerveaux d'épileptiques. Il constate sur les circonvolutions des lésions très limitées, dans lesquelles le microscope a révélé un processus sclérotique, qu'il nomme sclérose névroglique.

Après le second article de Marie, des articles innombrables se succédèrent, étudiant l'étiologie sous toutes ses faces. Nous nous contenterons de les indiqueren les groupant, nous réservant de les étudier plus complètement dans le chapitre de l'étiologie.

L'hérédité toxique, surtout l'influence de l'alcoolisme, a inspiré successivement les travaux de Voisin, Ossipoff, Neumann, Bratz, Salgo, Joffroy. Jolly a étudié l'influence du saturnisme, Heimann celle de la morphinomanie.

L'hérédité infectieuse est également un sujet favori. Notons en passant, pour la tuberculose, les noms de Béchet, Rossi, Dufour ; pour la syphilis, Fournier.

De même, au sujet de l'influence des diathèses, on relève les articles de Jacoby, Ebstein, Gélineau, Ackermann, pour le diabète; de Feré, pour la goutte.

Les rapports de l'épilepsie avec les convulsions infantiles, l'éclampsie, ont été particulièrement bien étudiés par Dufour et Joffroy.

Enfin l'épilepsie tardive, créée depuis peu, a obtenu une place parmi les formes cliniques, grâce aux articles de Maupaté, Luth, Hochhauss, Schupter et Redlich.

L'étude des causes déterminantes a souri également à de nombreux cliniciens.

Pour faire suite aux travaux de Marie, Pitres a inspiré la thèse de Bessières.

De nombreuses maladies infectieuses ont été notées, notamment la fièvre typhoïde par Dide, Muhig, Bourneville et Dardel ; la grippe, par Boeri, Erlenmerger ; l'impaludisme, par Marandon de Montyel ; la syphilis, toujours par FOURNIER et WARTHMANN; l'endocardite infectante par DOPPER. BOURNEVILLE et RELLAY signalent l'influence déterminante de l'alcool; même rôle est imputé au tabac par BALLET et FAURE.

Du côté des épilepsies réflexes, même abondance de publications : BULLEN, SEELIGMULLER, HODGSON, montrent l'influence, par action directe, des tumeurs cérébrales sur la détermination de l'épilepsie.

Le mal comitial succédant à des affections auriculaires est révélé depuis longtemps déjà par BOUCHERON, ORMEROD, puis par MOUFLIER, LANNOIS, TAILLADE, DREYFUS.

De même pour l'œil, les articles de RANNEY, STOWER, CAPPS, nous montrent l'influence réflexe des affections oculaires.

Enfin, les rapports du tube digestif avec l'épilepsie sont nettement élucidés par les travaux déjà anciens de POMMAY, LÉPINE; après eux de BACON, CAUTRU, DUPRÉ et LEFEBVRE, SPRATLING, FLEURY.

Même travail pour le cœur est fait par LEMOINE, MAHNERT, HUBERGRITZ; pour le poumon par LAMANDE, PARISOT.

Enfin, nous avons puisé largement dans le remarquable article de BINSWANGER. Ce travail tout récent (1899), met au point la question d'étiologie.

Nous y ferons, dans le prochain chapitre, de fréquents emprunts.

CHAPITRE II

ÉTIOLOGIE DE L'ÉPILEPSIE DITE ESSENTIELLE

Si nous admettons avec les auteurs trois éléments dans l'étiologie de l'épilepsie dite essentielle : d'une part, « un état de faiblesse irritable, d'impressionnalité nerveuse, de spasmophilie », véritable signature des tares ancestrales ou acquises ; d'autre part, des éléments multiples qui viennent, en quelque sorte, réveiller « l'aptitude convulsive » de ces cerveaux dégénérés, préparant la voie à d'autres facteurs de même nature, qui, eux alors, en dernier ressort, déterminent immédiatement la première décharge nerveuse ; on établit la division du chapitre en trois parties : d'une part, l'étude des causes *prédisposantes*, de l'autre, celles des causes *préparantes*, enfin, celles des causes *déterminantes proprement dites.* Cette division est loin d'être parfaite, elle expose forcémeut à des redites, car nombreux sont les facteurs qui peuvent créer les prédispositions épileptiques et aboutir à l'explosion des paroxysmes.

A. — CAUSES PRÉDISPOSANTES

I. — **Causes prédisposantes générales.**

On peut comprendre sous le nom de prédisposition névropathique, la résultante de toutes les causes héréditaires ou acquises qui aboutissent à une diminution de la résistance du cerveau, à l'égard des excitations psychologiques et pathologiques. Les causes prédisposantes ont une importance certaine pour les uns. Féré les place au premier rang, et prétend qu'à elles seules elles suffiraient à déterminer l'explosion des phénomènes paroxystiques. Marie et ses partisans, au contraire, accordent ce tout premier rôle aux facteurs déterminants.

Quant au polymorphisme de ces causes prédisposantes, tout le monde se trouve d'accord. A côté de l'hérédité névropathique, on place les hérédités toxiques, infectieuses, dyscrasiques.

« Un goutteux typique, dit Hanot, avec arthropathies uratiques, peut engendrer un goutteux ayant comme son père des arthrites avec tophus d'urates, la même estampille articulaire... Mais un goutteux peut engendrer un migraineux ou un asthmatique ; un alcoolique, un saturnin, peuvent procréer un épileptique ; un syphilitique procréera un ataxique, un paralytique général. De même, un tuberculeux peut engendrer, soit un tuberculeux pulmonaire, soit un enfant atteint de mal de Pott, soit un dégénéré, soit un épileptique.

Ainsi conçues, les causes prédisposantes générales comprendront d'abord l'étude de la *prédisposition héréditaire*, qu'elle soit d'origine névropathique, infectieuse, toxique, autotoxique ; ensuite l'étude de la *prédisposition acquise*, soit au moment de la conception, soit pendant et après la vie intra-utérine.

A. PRÉDISPOSITION NÉVROPATHIQUE HÉRÉDITAIRE

Son influence est incontestable, mais il faut bien s'entendre sur sa valeur.

« Ce qui se transmet, dit Debierre, ce n'est pas la maladie, l'état adulte du mal, mais un vice primitif, une viciation initiale de la nutrition. C'est, en un mot, la *prédisposition morbide* qui se transmet et non pas le germe complet de la maladie. » Le polymorphisme se pose nettement après cette conception large de la prédisposition.

Nous étudierons d'abord l'hérédité névropathique, qui peut être, soit similaire, soit de transformation.

1. **Hérédité névropathique.**

Nombreux sont encore les cliniciens qui insistent tout particulièrement sur l'hérédité névropathique. Cependant, cette opinion n'a pas toujours été acceptée. Ainsi, Baud, Maisonneuve, Leuret, Lasègue, estimaient comme médiocre l'importance de l'hérédité névropathique.

Après eux, Delasiauve s'appuyant sur des statistiques, a émis les mêmes idées. Il faut néanmoins reconnaître que leurs opinions étaient faites d'après une conception très étroite de l'hérédité, bornée qu'elle était à l'hérédité similaire, et d'après des statistiques où l'étiologie d'un tiers des cas était ignorée.

A côté de ces adversaires de l'hérédité étaient de fervents adeptes : Boerhave, Stahl, Hoffmann, qui expliquaient que « l'épilepsie était la plus héritable de toutes les maladies». Esquirol, Herpin, Moreau de Tours, Echeverria publient de nombreuses et intéressantes statistiques. Après eux, Berger trouva, sur 71 cas, 23 fois la tare névropathique, c'est-à-dire 32 pour 100. Reynolds aboutit à une proportion de 38 pour 100. L'auteur prétend, en opposition avec Echeverria, que l'épilepsie du père exerce une grosse influence sur la transmission héréditaire de l'épilepsie. Gowers, fondant ses conclusions sur l'étude de 1.218 cas, trouve l'hérédité névropathique dans la proportions de 35 pour 100. Déjerine, dans sa thèse d'agrégation, conclut :

a) Épilepsie des parents directs prédispose descendants à l'épilepsie.

Plus significative encore est l'influence puissante de l'héritage indirect homologue (parents collatéraux).

b) Les familles des épileptiques sont entachées de prédispositions neuro-psychopathiques, qui chez quelques-uns de leurs membres préparent le sol pour l'épilepsie.

Mais il résulte de ses chiffres que l'héritage

homologue direct est d'une importance héréditaire moindre que l'héritage non homologue direct ou indirect.

D'après la statistique de Lange, chez 386 sur 700 épileptiques (soit 55,14 pour 100, on trouve une prédisposition.

Elle est héréditaire dans 303 cas (43,3 pour 100) et acquise dans 83. Parmi les cas héréditaires 240 (34,29 pour 100) étaient dus à une origine psychopathique, 63 à une origine toxique ou infectieuse.

Enfin, d'après Binswanger (d'Iéna) sur 150 épileptiques : 29 sont sans hérédité, 121 avec hérédité ; sur ce nombre 44 ou 36,3 pour 100 avaient une hérédité névropathique pure ; 61 ou 50,4 pour 100 n'avaient rien de probant ; 16 ou 13,2 pour 100 avaient la syphilis.

L'alcoolisme des parents existait 8 fois sur 81 cas ou 6,5 pour 100 ; enfin, la tuberculose 7 fois, c'est-à-dire 5,7 pour 100.

Il se dégage de ces deux statistiques que l'hérédité psychopathique pure oscille entre 35 et 40 pour 100, et que l'hérédité prise dans un sens beaucoup plus large atteint la proportion de 61,7 pour 100.

Ainsi donc, d'après la plupart des auteurs, l'hérédité névropathique jouit d'une certaine influence.

D'après Féré, qui a contribué à lui laisser une large part (*dans l'hérédité de transformation*), on relève chez les ascendants et les descendants, la migraine, surtout l'hystérie, les vésanies, la chorée, les paralysies, la paralysie générale, le suicide.

Quant à l'hérédité similaire directe ou croisée rare pour Carrier (sur 211 cas, elle a été constatée 20 fois, c'est-à-dire 9,47 pour 100), ses défenseurs sont encore nombreux.

Les partisans de l'hérédité expliquent ces chiffres en disant que, outre la difficulté souvent réelle d'obtenir des renseignements à ce sujet, les enfants d'épileptiques vivent peu, emportés qu'ils sont par les convulsions.

Ils publient de nombreuses statistiques. Féré a observé un homme qui, sans antécédents héréditaires, était devenu épileptique à la suite d'un accident de chemin de fer. Peu de temps après, il avait eu une fille qui devint épileptique à l'âge de 5 ans. Enfin, Brown-Séquard a démontré la fréquence de l'hérédité par l'expérience suivante : des cobayes rendus épileptiques par section du nerf sciatique ou de la moelle, mettent au monde des petits qui ne tardent pas à devenir épileptiques.

2. Hérédité toxique.

a) *Alcoolisme des parents.* — L'alcool, comme le plomb, la morphine, se localise dans l'intimité des éléments anatomiques et notamment a une prédilection pour la cellule nerveuse, dont il trouble la nutrition et les réactions fonctionnelles. Ce trouble nutritif, ces modalités fonctionnelles perverties et déchues, on s'explique qu'ils se propagent par voie de fécondation. « L'alcool, le plomb imprègnent les humeurs et les tissus, l'ovaire et le testicule comme le reste. Que l'ovule, que le spermatozoïde avant leurs noces d'amour, soient adultérés par ces poisons qui ont imprégné l'organisme, cela n'a donc rien d'extraordinaire. » (Debière.)

Il en résulte donc pour les descendants d'alcooliques et autres intoxiqués, une déchéance nerveuse qui se traduit par une hyperexcitabilité nerveuse, par les convulsions, l'épilepsie.

Ces constatations sont appuyées sur des expériences, sur des statistiques. Ainsi Mairet constata qu'une chienne intoxiquée par l'alcool et couverte par un chien sain, a donné naissance à douze petits qui sont tous morts dans l'espace de soixante-sept jours et présentèrent des lésions cellulaires « qui ne peuvent être rapportées qu'à une dégénérescence alcoolique ».

Au sujet de l'alcoolisme des parents et de ses rapports avec l'épilepsie, de nombreuses statistiques se sont succédé.

Celle de Martin (1874) est très suggestive. Chez soixante femmes épileptiques, dont l'hérédité alcoolique était certaine, il constata 244 enfants : 48 avaient eu des convulsions, 132 étaient morts, 112 vivants.

Chez 23 femmes épileptiques dont l'hérédité est douteuse mais probable, il nota 83 enfants dont 10 eurent des convulsions, 37 moururent, enfin 46 survécurent.

Féré trouve une proportion de 38,31 pour 100 chez hommes épileptiques et de 46,92 pour 100 chez femmes épileptiques avec étiologie alcoolique.

Jules Voisin donne la proportion de 31 pour 100.

Binswanger celle de 19,49 pour 100.

b) *Intoxication par le plomb, l'arsenic, la morphine, l'opium.* — L'intoxication chronique par ces substances toxiques peut avoir, au même titre que l'alcool, une action sur le germe.

Des travaux qui ont été entrepris pour la première fois en Angleterre sur les potiers de Straffordshire ont fourni des éléments intéressants à ce sujet.

Roques a signalé le rôle du saturnisme dans la dégénérescence des descendants ; ce rôle est mis en lumière par des lésions scléreuses qui ont été rencontrées dans le saturnisme héréditaire (Legrand et Winter).

3. Hérédité infectieuse.

La syphilis héréditaire et la tuberculose sont les seules les incriminées pour leur action nocive sur le germe.

a) *Syphilis héréditaire.* — L'action infectieuse de la syphilis sur le germe est difficilement démontrable, car on arrive avec peine à obtenir un aveu des parents. Il existe peu de données bibliographiques sur ce sujet.

Gowers signale 8 cas de syphilis héréditaire très nette suivis d'epilepsie.

Féré ne fait que mentionner en passant les rapports de l'épilepsie et de la syphilis héréditaire. Dans les traités récents, comme celui de Voisin, on ne différencie pas la part de la syphilis héréditaire et acquise.

Binswanger insiste particulièrement sur ce point. Il possède 7 cas personnels absolument probants. « Malgré ce petit nombre, dit-il, nous avons l'intime conviction que l'hérédité spécifique joue, beaucoup plus souvent qu'on ne le croit, le rôle de cause prédisposante de l'épilepsie, et nous allons en effet lui attribuer une double action : dans certains cas, la vérole agit sur le germe, comme diathèse, par un cortège de troubles de la nutrition ; dans d'autres, il y a une infection syphilitique directe du germe.

b) *Tuberculose.* — Moreau de Tours, Echeverria furent les premiers qui attirèrent l'attention sur l'influence de la tuberculose.

Gowers revient sur ce sujet, il constate qu'il y a, dans les antécédents des épileptiques, beaucoup de tuberculose. Mais il essaye d'en atténuer la signification en faisant remarquer que, sur 300 épileptiques, la tuberculose a été rencontrée 108 fois = 39 pour 100. Il estime que ce chiffre ne prouve rien, étant donnée la fréquence de la phtisie. Enfin, il fait remarquer que le Dr Robert, questionnant plusieurs centaines de phtisiques, a trouvé que 1 fois sur 40 un ascendant de tuberculeux avait eu des accès.

Binswanger serait du même avis. Sur 118 cas la tuberculose n'a été trouvée que 9 fois.

Et cependant des travaux récents viennent montrer exactement le contraire.

Béchet, en 1899, dans les conclusions de son travail dit : « La fréquence des diverses maladies dans les familles d'épileptiques, présente des caractères bien spéciaux.

« Les maladies pulmonaires, la tuberculose, en particulier, sont très fréquentes chez les ascendants des épileptiques. »

Cette année même, Rossi fait de pareilles réflexions : « Il existe, dit-il, des rapports marqués entre les maladies nerveuses et la tuberculose. Ces affections s'influencent l'une l'autre, se succèdent, alternant dans les familles qui dégénèrent. D'après un millier d'observations de phtisiques et de nerveux compulsées par Rossi, les phtisiques ont des antécédents héréditaires de névropathie dans 28 pour 100 des cas, et les névropathes des antécédents familiaux de tuberculose, dans 32 pour 100. L'explication du rapport entre la névropathie et la tuberculose peut être cherchée dans les troubles vasomoteurs et les troubles de la nutrition que les perversions du système nerveux apportent dans les organes. »

Enfin nous ne saurions mieux faire pour terminer ce point d'étiologie que de signaler les lignes suivantes de Dufour : « La tuberculose est un grand facteur d'affections nerveuses indépendamment de sa localisation spécifique bacillaire sur le tissu nerveux. Elle agit par sa toxine probablement comme l'ont démontré les expériences de Carrière, de Carl Hammer ; elle agit sur des terrains certainement préparés et peut-être autant que la syphilis ou l'alcoolisme. On sait (Leudet, Grasset, Weil) que hystérie, neurasthénie, épilepsie éclosent fréquemment sur un terrain tuberculeux. »

Hérédité sous la dépendance des maladies de la nutrition.

Avec les connaissances que nous possédons sur les maladies de la nutrition, il est tout naturel de les faire rentrer en ligne de compte, car ce que nous recevons en héritage, ce n'est pas la maladie, c'est la disposition morbide, c'est la diathèse, c'est, en d'autres termes, le trouble général de la nutrition qui est le même chez les ascendants et les descendants.

« Ce qui se transmet de père en fils chez les arthritiques, dit Debierre, ce n'est donc pas une humeur peccante unique, mais c'est le ralentissement nutritif qui devient la source de ce que Ch. Bouchard a appelé les maladies par ralentissement de la nutrition. »

Depuis Baillarger et Lasègue et surtout grâce à l'enseignement de Charcot, on a établi une relation étroite entre le rhumatisme chronique, la goutte d'une part, et les névroses, et parmi elles l'épilepsie, d'autre part.

Garrod, Linch (1856) ont montré depuis longtemps que l'épilepsie pouvait dépendre de la goutte. Teissier relate l'observation de cinq malades qui, sans autre antécédent que le rhumatisme et la goutte ont présenté à divers reprises et sans cause appréciable, des crises d'épilepsie. Féré cite la combinaison des deux maladies dans les familles, il rapporte plusieurs exemples intéressants.

Binswanger a fait des remarques semblables.

En ce qui concerne le *diabète* considéré en tant que maladie de la nutrition, il est admis également qu'il peut déterminer des troubles nutritifs chez l'embryon, troubles dont un état névropathique héréditaire sera la conséquence. D'ailleurs, le diabète se rencontre fréquemment dans les familles de névropathes; il coïncide fréquemment dans la plupart des cas avec des troubles nerveux. Depuis longtemps déjà les auteurs : Duckworth et Féré entre autres, ont insisté ; « nous trouvons, dit ce dernier, l'épilepsie dans la descendance des individus atteints de malformations tératologiques, des névropathes, et des psychopathes, des goutteux, des diabétiques, des rhumatisants. »

Plus récemment, Binswanger cite une observation dans laquelle, à défaut de toute autre tare héréditaire, le diabète du père peut entrer en ligne de compte.

Tout ceci montre les rapports étroits entre la famille arthritique et névropathique.

Enfin on a signalé, à la suite des maladies de la nutrition, des affections dites constitutionnelles, telles que la chlorose, l'anémie, la leucémie.

5. Maladies locales des appareils germinatifs.

Nous signalerons simplement avec Binswanger l'influence que peuvent avoir sur le germe les processus dégénératifs ou inflammatoires du testicule ou de l'ovaire.

6. Autres causes invoquées. Consanguinité.

Nous ne pouvons mieux terminer ce chapitre où l'influence de l'hérédité occupe une si large place qu'en abordant la question de l'influence de la consanguinité.

Boudin et Trousseau ont fait jouer à la consanguinité un rôle important comme cause héréditaire de l'épilepsie. On admet actuellement qu'elle n'agit que par accumulation de l'hérédité.

« La nervosité, dit Paul Bert, est alors passée au carré ». La consanguinité saine ne peut être mise en cause. On voit des mariages consanguins donner naissance à des idiots, à des épileptiques, mais ils étaient contractés entre familles tarées ainsi que le montrent de nombreuses observations.

Féré fait remarquer que ce qui contribue le plus à la multiplication des dégénérescences névropathiques, c'est la tendance remarquable à se rechercher qu'ont les névropathes.

« Cette sélection pathologique, dit-il, contribue à l'augmentation du nombre des épileptiques. »

Enfin, à défaut de toute prédisposition héréditaire,on a attribué un certain rôle à la disproportion d'âge entre les époux et en particulier à l'âge plus avancé de la mère, de même à l'âge avancé du père et de la mère au moment de la conception.

On doit attribuer cette influence à une infériorité constitutionnelle résultant de l'affaiblissement par l'âge du pouvoir générateur.

Féré cite encore l'existence de cas de longévité exceptionnelle parmi les ancêtres : « il semblerait, dit-il, que ces derniers ont épuisé en quelque sorte la vitalité de la race ».

B. PRÉDISPOSITION ACQUISE

Nous allons maintenant aborder l'étude de la prédisposition acquise. Nous l'étudierons à des stades différents, au moment de la conception, pendant la vie intra-utérine, pendant et après la naissance.

Il est admis aujourd'hui que les états d'infériorité constitutionnelle acquis pendant la vie intra-utérine peuvent produire la prédisposition névropathique. Les influences pathologiques ou psychiques subies par la mère se reportent souvent chez le fœtus en créant un arrêt de développement, alors que le germe était normal. Binswanger arrive à la conclusion suivante que « la faiblesse, l'altération congénitale est d'autant plus atténuée que les troubles nutritifs auront atteint plus tardivement l'organisme fœtal ».

1. *Prédisposition acquise par le germe au moment de la conception.* — Toutes les causes morbides qui agissent pendant la grossesse interviennent à la conception ; nous ne les mentionnerons que plus loin. Nous voulons seulement aborder les deux points d'ivrognerie et d'émotion au moment de la conception.

Les anciens auteurs accordent à l'alcoolisme du père au moment de la génération une grosse influence sur le développement de l'épilepsie chez les descendants.

Esquirol, Seguin, Moreau, Lucas ont rassemblé des observations.

Plus récemment Demeaux, Dehaut, Vousgier citent des cas à l'abri de toute objection.

Féré dit à ce sujet « L'ivresse constitue une véritable névropathie transitoire se manifestant plus facilement et avec une moindre dose chez certains individus que Lasègue a désignés sous le nom d'alcoolisables. » Binswanger de son coté critique l'importance de l'alcoolisme aigu. Il remarque d'abord que, dans les cas d'alcoolisme chronique concomitant, l'alcoolisme aigu n'est pas seul en cause ; il ajoute ensuite qu'il s'agit le plus souvent d'individus tarés au point de vue névropathique et qu'il est bien difficile de s'en servir pour établir l'influence toxique directe de l'alcool sur le germe. Ici en effet la tare névropathique reprend son importance.

A coté de l'ivresse on peut placer l'influence dégénérative des chocs moraux au moment de la conception

Féré cite une observation très intéressante, et il ajoute : « L'influence de l'état psychique des parents au moment de la conception sur celui de leurs enfants avait frappé les esprits avant que les médecins ne s'en fussent occupés, Hésiode prescrivait de s'abstenir du coït au retour des cérémonies funèbres de crainte d'engendrer des enfants mélancoliques ; Erasme dit de lui-même : « Je ne suis point le fruit d'un ennuyeux devoir conjugal » ; un des enfants adultérins de Louis XIV, conçu pendant une crise de larmes et de remords de Mme de Montespan que les cérémonies du jubilé avaient émue, conserva toute sa vie un caractère qui le fit nommer « l'enfant du jubilé ».

Comme pour l'ivresse aiguë ne doit-on pas voir dans ces phénomènes la signature de la tare névropathique ?

I. *Prédisposition acquise par le fœtus pendant la grossesse. Epilepsie congénitale.* — Nous nous contenterons de les énumérer, car nous retrouvons :

a) Les mêmes causes névropathiques toxiques, diathésiques, infectieuses (en ajoutant l'influence des maladies infectieuses aiguës) que nous avons déjà étudiées avec la prédisposition héréditaire.

Ces mêmes causes agissent de la même façon au moment de la conception.

b) A ces dernières nous devons ajouter *les causes dépressives* quelconques, soit psychiques, soit traumatiques, soit hygiéniques.

Les traumatismes, privations, fatigues excessives, chagrins domestiques produisent, dit Foville, des troubles de la nutrition du système nerveux chez le fœtus qui se traduisent, soit dès la naissance, soit ultérieurement par l'épilepsie.

Quant aux émotions de la mère pendant la grossesse comme cause d'épilepsie, elles sont admises par Bouchet, Cazauvielh, Voisin. Féré y voit de la névropathie ; Langdon Down fait jouer également un grand rôle aux émotions. Il a compté que 24 pour 100 des idiots sont nés d'un premier accouchement et il explique cette circonstance par les émotions des jeunes mariés.

Féré estime que « sous l'influence des excitations périphériques ou viscérales ou de représentations mentales, le fœtus réagit avec une intensité extraordinaire montrant qu'il prend part à tous les mouvements émotionnels maternels et qu'il doit participer aux manifestations convulsives auxquelles la mère peut être sujette. Or, sous l'influence des émotions tristes ou dépressives, il se produit une dépression profonde, et souvent des phénomènes convulsifs qui sont capables de déterminer chez le fœtus une habitude convulsive. »

Binswanger fait des réserves sur l'interprétation de Féré.

C. PRÉDISPOSITION ACQUISE A LA NAISSANCE

Les dommages causés au nouveau né ont leur part dans l'étiologie du syndrome épileptique alors qu'aucune tare ancestrale n'existe.

Les lésions, en effet, du crâne, du cerveau forment

les causes fondamentales de la cessation de l'harmonie du système nerveux.

Il faut donc noter l'état de mort apparente, l'asphyxie causée par la constriction du cou par le cordon, un long séjour dans le défilé pelvien, l'application du forceps, la version, une chute sur la tête dans un accouchement rapide.

D. PRÉDISPOSITION ACQUISE APRÈS LA NAISSANCE

Les désordres survenant dès le début de la vie extra-utérine amènent la prédisposition névropathique d'autant plus facilement qu'ils agissent plus tôt. Car il est admis actuellement que le système nerveux central de l'enfant n'a pas acquis son complet développement et qu'il est susceptible d'être influencé.

1) *Défauts d'hygiène.* — On a donc incriminé certains défauts d'hygiène dans les premières semaines qui suivent la naissance.

De même, on sait que l'habitude de placer l'enfant uniformément sur le même côté provoque une déformation du crâne (Guéniot). De même, on peut produire accidentellement des déformations craniennes par le serre-tête dont on entoure le front du nouveau né dans le midi de la France.

2) *Allaitement.* — Pendant cette période les conditions hygiéniques défectueuses, les émotions morales, les intoxications, les infections de la nourrice ont été incriminées.

Il faut y joindre également certaines maladies spéciales à cet âge : l'athrepsie.

3) *Convulsions infantiles. Eclampsie.*— La question des convulsions infantiles aussi bien d'ailleurs que celle de l'éclampsie de l'adulte, de l'éclampsie puerpérale est difficile à rattacher à l'étiologie. Car la conception de ces syndromes convulsifs est différente suivant les auteurs.

Les uns, en effet, les considèrent comme des manifestations épileptiques, comme la première décharge d'un organisme prédisposé. Ce sont alors des symptômes avant-coureurs. Les autres admettent que ce sont des manifestations infectieuses, toxiques qui, agissant sur des cerveaux prédisposés ou non, laissent des petits foyers plus ou moins disséminés. Ces foyers joueraient alors le rôle d'épines et créeraient les cérébraux (Lasègue), les convulsifs (Pierret) ; si l'on admet cette dernière opinions les convulsions infantiles, l'éclampsie seraient de véritables causes prédisposantes.

Sans entrer dans la discussion, nous allons rapporter successivement les conceptions des auteurs.

Echeverria avait noté que 136 épileptiques mariés avaient engendré 533 enfants sur lesquels 195 sont morts de convulsions en bas âge.

Féré, au sujet des convulsions infantiles, estime qu'elles sont fréquentes chez les enfants issus de névropathes, de mères ayant eu des attaques d'éclampsie.

« Parmi les phénomènes précurseurs de l'épilepsie, dit-il, on rencontre souvent les convulsions de l'enfance qui constituent, en quelque sorte, un avertissement. Elles représentent la maladie sous des formes plus ou moins atténuées comme les pâleurs subites, l'asthme de Kopp. » Plus loin, il ajoute : « Il n'y a aucune bonne raison de distinguer les convulsions infantiles de l'épilepsie et de soutenir que l'épilepsie est rare ou n'existe pas chez les enfants. C'est, au contraire, chez eux qu'elle est la plus fréquente. »

En ce qui concerne l'éclampsie de l'enfant, de l'adulte, puerpérale, Féré estime qu'il doit y avoir rapprochement absolu avec l'épilepsie au point de vue clinique et pathogénique.

Voici, en résumé, ses conclusions :

1° Les antécédents héréditaires et personnels mettent en lumière la prédisposition névropathique et montrent que dentition, affections de l'enfance, scarlatine, grossesse jouent seulement le rôle de cause déterminante ;

2° Parfois, des manifestations névropathiques ultérieures montrent que les éclampsies dépendent d'un état morbide persistant. A cette épilepsie aiguë succède une épilepsie chronique ;

3° Etat névropathique peut se transmettre ;

4° Si les poisons trouvés dans l'urine indiquent que l'éclampsie est une maladie infectieuse, l'éclampsie est tout au plus un symptôme d'une maladie infectieuse.

Enfin, Féré conclut en disant : « Il existe donc des épilepsies aiguës, épilepsies éclamptiques qui sont déterminées par certaines conditions physiologiques ou pathologiques mais qui, comme l'épilepsie vulgaire, ne se développent qu'en conséquence d'une prédisposition névropathique trahie par des accidents antérieurs héréditaires ou personnels. Ces épilepsies aiguës de l'enfance, de la puerpéralité peuvent se terminer par la guérison en laissant l'organisme en état d'opportunité convulsive ou passer à l'état chronique et se transformer en épilepsie vulgaire. »

Dufour, dans son travail récent sur l'avenir des convulsionsinfantiles, donne les conclusions suivantes :

1° Les convulsions infantiles sont d'origine épileptique ;

2° Elles ne se montrent pas chez les hystériques non entachés d'épilepsie ;

3° Tout convulsif infantile est disposé à réagir sous forme épileptique à l'occasion de causes variées ;

4° La présence de convulsions infantiles dans les cas d'hésitation entre l'épilepsie et l'hystérie doit faire pencher pour la première de ces névroses ;

5° Une thérapeutique préventive destinée à écarter chez les convulsifs infantiles plus que chez d'autres les intoxications et l'infection évitera le plus souvent la réaction épileptique ultérieure.

Joffroy constate de son côté le rôle de la prédisposition héréditaire ou acquise dans les maladies nerveuses. Ainsi, à propos de l'éclampsie puerpérale, il dit :

« Les accidents dus à l'insuffisance rénale ou insuffisance hépatique se manifestent d'une façon bien différente ; si pas de tare, on a des manifestations cardio-vasculaires, pulmonaires, gastro-intestinales ; si, au contraire, hérédité chargée quelconque créant ainsi une prédisposition, on assiste à des phénomènes nerveux, à des crises épileptiformes. » Ceci est vrai pour l'urémie ; ne fait pas de l'urémie convulsive qui veut, il faut pour que la maladie revête cette forme « l'aptitude convulsive ».

Quant aux convulsions infantiles, il serait moins affirmatif que Féré et Dufour. « Les convulsions infantiles sont une véritable réaction épileptique survenant à l'occasion d'une maladie infectieuse ou d'une auto-intoxication. La première attaque d'épilepsie survien souvent dans de semblables circonstances. »

M. Weill différencie les convulsions infantiles de l'épilepsie de l'enfant. Il dit « l'épilepsie infantile ressemble d'une façon frappante à l'éclampsie, d'autant qu'après avoir produit dans le jeune âge quelques accès convulsifs, elle reste souvent latente pendant de nombreuses années, et ce n'est que dans la seconde enfance qu'elle reparaît avec une physionomie mieux caractérisée. Il faut donc être réservé à l'égard des enfants issus d'épileptiques qui, dans le jeune âge, sans cause appréciable ont présenté de l'éclampsie. »

Tout autre est l'interprétation de *Marie*. Non seulement les convulsions infantiles ne sont pas de l'épilepsie, mais elles la créent. « On rencontre, dit-il, sur 100 épileptiques 75 à 80 qui ont eu antérieurement des convulsions qui ne doivent pas être considérées comme dues à l'épilepsie ; elles reconnaissent une autre cause très vraisemblablement infectieuse. L'infection, quelle qu'elle soit, détermine une lésion des centres nerveux et c'est de cette lésion que procèdent plus tard les accidents épileptiques. »

Au sujet de l'éclampsie Arnal, utilisant la notion établie par Doléris et Blanc de l'existence des microorganismes dans l'urine des éclamptiques, défend le rôle de l'infection.

Enfin, un dernier et intéressant travail vient corroborer les opinions d'Arnal et de Marie. Levinowitsch vers la fin novembre 1899, dans une étude bactériologique complète, décrit un microcoque qu'il a trouvé dans le sang frais de quarante-quatre éclamptiques. Il étudie complètement ce microbe et il le considère comme ayant une influence certaine sur l'étiologie de l'épilepsie.

Ainsi donc, les idées de Marie sur les convulsions infantiles, sur l'éclampsie puerpérale se précisent. Le rôle de ces dernières affections comme causes prédisposantes de l'épilepsie devient de plus en plus net. Nous allons d'ailleurs, pour terminer, nous appuyer sur l'autorité de Binswanger qui, tout en ne citant pas le travail de Levinowitsch, différencie éclampsie et épilepsie et semble dans quelques cas lui faire jouer le rôle de cause prédisposante.

Au sujet des convulsions infantiles, Binswanger différencie deux sortes de convulsions chez l'enfant ; d'une part, les convulsions des premières semaines de l'existence qui, dans la grande majorité des cas, sont le signal de l'inaptitude à l'existence, fruit d'une hérédité dégénérative ; d'autre part, les convulsions de la seconde moitié de la première année. Ce sont ces dernières qu'il étudie. Il montre d'abord les propriétés de la substance cérébrale à ce stade de la vie, c'est-à-dire l'abaissement de l'action phrénatrice des centres supérieurs (Soltmann) et la prédominance de la vie réflexe.

Il résulte, ces données physiologiques connues, que les convulsions infantiles sont dues :

a) D'une part, à cette irritabilité physiologique exagérée par l'addition d'une action pathologique, soit infectieuse, soit toxique, soit mécanique.

b) D'autre part à une prédisposition névropathique que réveille l'irritabilité physiologique de ce stade de développement.

Il ajoute : « L'éclampsie infantile ne doit pas faire conclure absolument à une prédisposition névropathique naturelle, mais sa présence doit toujours éveiller l'attention à cet égard. Le médecin devra donc, dans chaque cas particulier, faire l'étiologie et la pathogénie de l'affection. De mon expérience personnelle, dans la moitié des cas, le facteur héréditaire peut être démontré à côté des causes occasionnelles. »

Plus loin, il conclut comme Féré et Voisin en disant que les convulsions infantiles *peuvent être* dans certains cas le premier acte d'une épilepsie ultérieure. Mais il s'empresse d'ajouter : « il est hors de doute que des crises intenses et répétées de convulsions déterminent de graves lésions du cerveau peu résistant de l'enfant à tare héréditaire. L'éclampsie, dans ces cas-là, doit être considérée non comme un précurseur, mais comme *une cause prédisposante de l'épilepsie* ». Au point de vue clinique, il nie l'identité et dit qu'elles se rapprochent surtout des convulsions dues aux intoxications. Telles sont les nombreuses opinions émises sur la question si complexe et encore touffue des relations de l'épilepsie avec les convulsions infantiles et l'éclampsie. Si nous avons insisté autant sur ce point étiologique, c'est qu'il est de toute première importance au point de vue doctrinal, puisque Marie et ses partisans voient dans ces décharges convulsives le point de départ de l'imprégnation du cerveau de l'enfant qui aboutira plus tard à l'épilepsie.

Cette longue discussion étiologique marque le terme de l'étude des causes prédisposantes générales. Leur étude nous a bien montré le rôle important qu'elles jouent dans la genèse de l'épilepsie comme d'ailleurs dans toutes les affections nerveuses. Mais nous avons vu également combien les facteurs héréditaires étaient multiples, combien les intoxications, les infections tenaient une place honorable à côté de l'hérédité névropathique dont l'action certaine néanmoins satisfait moins l'esprit du clinicien. Sans préjuger de l'importance étiologique de tel ou tel facteur héréditaire, nous conclurons avec Binswanger : « Les prédispositions, y compris les tares embryonnaires dues à l'hérédité et celles survenant au cours de la vie intra-utérine, sont dans plus de la moitié des cas la cause première du développement de l'épilepsie. »

Ainsi donc,de cette longue étude, il ressort nettement que le rôle de la prédisposition est manifeste. Les anciens, longtemps avant nous, avaient soupçonné son importance et aujourd'huiencore nous pouvons répéter avec eux cette vieille stance de la Bible (Jérémie, XXXI, 29, 30).

Les pères ont mangé des raisins verts,
et les dents des enfants en ont été agacées.

II. — **Causes prédisposantes individuelles.**

Avant d'aborder l'étude des causes déterminantes de

l'épilepsie, nous jetterons un rapide coup d'œil sur la fréquence de la maladie, sur sa répartition dans le pays. Enfin, après avoir abordé rapidement l'influence du sexe, nous nous arrêterons plus volontiers pour terminer sur une question d'actualité : sur l'épilepsie tardive.

1. FRÉQUENCE

L'établissement de la fréquence de l'épilepsie est chose difficile. Outre que les enquêtes sont difficiles, il faudrait tabler sur une dizaine d'années, au moins, pour avoir un résultat intéressant. On est obligé de se reporter aux anciennes statistiques qui sont bien insuffisantes.

D'après Rayer, il y a eu en trois ans (1819-1822) sur 7507 jeunes conscrits 28 renvoyés pour épilepsie. Herpin en compte 6 sur 1000 individus, en ajoutant un quart pour les morts avant la vingtième année et un tiers pour ceux qui sont devenus épileptiques après la vingtième année.

Les recherches de Sieveking ont donné seulement 1 pour 1000.

Marselli a trouvé en Italie (à l'exclusion de l'éclampsie dans les deux premières années de la vie) sur 5000 habitants 6 épileptiques, et ainsi pour toute l'Italie de 28 à 30.000 malades. Sur 1000 conscrits italiens, il y avait 11,53 renvois pour épilepsie. Le nombre de tous les cas de mort par épilepsie atteignit en Italie 2,76 pour 100 de tous les décès, ou 0,76 pour 100 sur 10.000 habitants.

Marselli fait remarquer la variation de la fréquence

avec les provinces. Ainsi en Piémont et Ligurie où règne l'abus de l'alcool, il y a un nombre considérablement plus élevé d'épileptiques.

Miljanitsch trouva dans la principauté de Monténégro (qui en 1877 avait 236.000 habitants) 405 épileptiques, soit 0,17 pour 100.

En Allemagne, dans le Mecklenbourg, sur 530.000 habitants, on a 639 enfants épileptiques, c'est-à-dire sur 10.000 habitants 12,05. Dans les trois années 1889-1890-1891 ont été hospitalisés 14.340 épileptiques ainsi répartis : 9328 hommes ; 4958 femmes ; 10381 avaient été constatés dans le précédent intervalle d'exercice. Il y a donc une progression notable.

Toutes ces données statistiques sont empruntées à Binswanger.

2. RÉPARTITION SUIVANT LES PAYS

En Allemagne, il a été remarqué que la Prusse sur 1000 décès avait 9 épileptiques, alors que la Bavière n'en avait que 2.

En France aucun travail d'ensemble sur la fréquence n'a été fait. Seule la répartition a été étudiée par Burlureaux. Relevant le chiffre des conscrits inscrits dans chaque chef-lieu de département, il en arrive aux conclusions suivantes : *Tulle* tient la tête avec 88 épileptiques sur 17.826 inscrits, soit 49 pour 10.000. Ensuite Privas (30 pour 10.000), Perpignan, Pau (29 pour 10.000), etc., etc.

Le Dr Lapointe interprète à sa façon cette répartition et dit que « la division du sol étant très faible dans ces pays, l'exagération du nombre des mariages consanguins est fréquente ».

3. SEXE

Au sujet du sexe, les statistiques ne sont point d'accord.

Tandis que la prédominance du sexe féminin est manifeste avec Marselli (46 pour 100 hommes et 54 pour 100 femmes), Gowers (43 hommes, 57 femmes) et Féré qui considère la femme comme « une éternelle blessée », le résultat inverse est obtenu par Reynolds (49 hommes sur 88 cas), Berger (59 hommes sur 103), Eulenburg (78 hommes sur 132). — BINSWANGER donne la proportion suivante : 61,87 pour 100 hommes et 38,12 femmes.

LANGE sur 741 épileptiques a observé que la proportion du sexe masculin au féminin était de 5/4.

Ces écarts peuvent s'expliquer dans la façon différente des auteurs de classer les cas féminins admettant ou rejetant certaines formes spasmodiques purement hystériques ou encore dans l'âge considéré. Car si nous croyons Gowers, le rapport du sexe à l'âge est tout à fait différent dans les diverses périodes de la vie.

Si l'épilepsie éclate dans la première décade, le nombre des femmes dépasse de 6 pour 100 celui des hommes ; dans la deuxième décade (10-20 ans, de 18 pour 100 avec prédominance pour l'âge de 16 ans, époque de puberté ; dans la troisième de 12 pour 100. Au contraire, le nombre des hommes épileptiques dans la quatrième (30 et 40) surpasse celui des femmes de 16 pour

100 ; dans la cinquième de 36 pour 100 ; dans la sixième de 40 pour 100 ; au delà de 60 ans, il n'y a plus que des hommes.

4. AGE

L'influence de l'âge a toujours été très discutée.

Lasègue prétend que, en dehors des épilepsies traumatiques, il n'y a d'épilepsie vraie que celle qui survient entre 14 et 18 ans.

Cette formule est tout à fait trop rigoureuse ; d'une part, elle élimine l'épilepsie dès l'enfance ; d'autre part, elle méconnaît l'existence de l'épilepsie tardive.

L'épilepsie du premier âge, dite épilepsie congénitale, a été notée par Bouchet et Cazauvieilh (9 cas sur 66).

Loschner à l'hôpital infantile de Prague en 10 ans a trouvé en moyenne 242 cas et, sur 7000 enfants de 14 ans, 24 cas. D'après Gowers, un grand nombre de cas (au moins 12,5 pour 100) ont débuté déjà dans les trois premières années de la vie. Gowers dit expressément qu'il a exclu les cas de simple éclampsie des enfants de cette statistique. Dans plus d'un quart des cas (29 pour 100), la maladie a commencé avant la 10e année et dans 75 pour 100 avant 20 ans.

D'ailleurs, le tableau suivant emprunté à Gowers frappe bien mieux l'esprit : sur 1450 cas examinés :

Au-dessous de 10 ans .	422 cas.
De 10 à 19 ans . . .	665 —
— 20 à 29 —	224 —
— 30 à 39 —	87 —

De 40 à 49 ans	. . .	31 cas
— 50 à 59 —	. . .	16 —
— 60 à 69 —	. . .	4 —
— 70 à 79 —	. . .	1 —

Pour Féré, le maximum est entre 13 et 18 ans.

Lange n'est point d'accord avec les précédentes statistiques. Il constate dans les 10 premières années de la vie 53,4 pour 100 avec à peu près égalité de proportion pour les deux sexes ; pendant les 10 années suivantes 35,5 pour 100 avec prédilection pour le sexe féminin (39,7 femmes pour 100 pour 32,3 pour 100 hommes). Après 20 ans il ne tombe donc malade que 11,1 pour 100 (4,1 pour 100 hommes pour 7,2 pour 100 femmes).

RAPPORTS DE L'HÉRÉDITÉ A L'AGE

Gowers nous montre les rapports de l'hérédité à l'âge. Pour lui, l'influence de l'hérédité se manifeste jusqu'à une période avancée de la vie. Elle est surtout manifeste avant 20 ans. Dans 408 cas, sur 1113 observations, il a pu déceler sûrement l'hérédité et a trouvé que, dans ces cas au point de vue de l'époque du développement de l'affection, il ne résultait aucune différence avec la statistique générale. Il est seulement digne de remarque que le maximum de fréquence est avancé de 16 à 14 ans chez les tarés héréditaires.

RAPPORTS DE L'HÉRÉDITÉ AVEC LE SEXE ET L'AGE

Gowers étudie jusqu'à quel point l'hérédité pèse sur

les sexes. Pendant les trois premières années de la vie, le sexe féminin offre un nombre notablement plus grand de cas héréditaires (femmes 41 pour 100, hommes 33 pour 100). Dans les trois années suivantes, le nombre des héréditaires s'accroît chez les hommes.

Dans la troisième triade, le nombre des héréditaires est moindre chez les deux sexes. Le nombre des hommes héréditaires croît promptement après le minimum (9 à 11 ans). Le minimum pour les hommes héréditaires est à la quatrième triade entre 9 et 11 ans et croît ensuite rapidement jusqu'à 20 ans, ne dépassant jamais le nombre des héréditaires femmes. En deçà de 40 ans, on trouve l'hérédité chez 6 hommes sur 24 et chez 3 femmes sur 7.

ÉPILEPSIE TARDIVE

L'épilepsie tardive a été longtemps méconnue. On a vu comment Lasègue la rejetait. Bien d'autres avant lui : Leuret, Herpin, Delasiauve la considéraient comme tout à fait exceptionnelle. Gowers lui accorde une mention et admet le rôle de l'hérédité qu'il met en évidence chez un vieillard de 71 ans.

Quant à *Féré*, « toutes les formes d'épilepsie, dit-il, peuvent se rencontrer à tous les âges. L'épilepsie se rencontre d'ailleurs à un âge avancé, plus souvent qu'on ne paraît l'admettre ».

Pour Fournier : « Si un adulte au-dessus de 30 ans vient à être pris pour la première fois de crises épileptiformes dans le cours d'une bonne santé apparente, il y a 8 à 9 chances sur 100 que cette épilepsie soit d'origine *syphilitique.* » Delanef estime que 30 ans est la limite de l'épilepsie tardive.

Pour Maupaté, l'épilepsie tardive est celle qui commence après 30 ans. Sa fréquence est de 15 à 20 pour 100. Au sujet de l'étiologie de cette forme de l'épilepsie, Féré s'exprime en ces termes : « Il est fréquent de rencontrer des tares héréditaires dans l'épilepsie tardive ; chez un certain nombre d'individus, l'occasion de l'épilepsie ne s'est pas présentée dans l'adolescence ou l'âge adulte, ou bien la prédisposition s'est accentuée sous l'influence de la mauvaise hygiène, des intoxications, des émotions dépressives répétées. Lorsque le sujet devient épileptique à un âge avancé on peut souvent découvrir des circonstances qui indiquent la prédisposition ; quelquefois, les descendants peuvent être atteints avant les ascendants. »

Dans les causes prédisposantes on ne trouve rien de spécial que ce qui a été noté précédemment.

Voici en quels termes s'exprime Maupaté dans ses conclusions :

« L'épilepsie tardive ne se développe pas en dehors d'une prédisposition héréditaire, quelquefois directe, congestive ou convulsive, souvent névropathique, toujours dégénérative. Néanmoins, elle est symptomatique si on entend par là qu'elle est consécutive à une désorganisation du cerveau par des agents bien connus et liée dans une certaine mesure à l'évolution de ces agents. Ceux-ci sont souvent multiples pour un même malade. »

Quant aux causes déterminantes, outre les causes infectieuses, les émotions, la syphilis acquise, les traumatismes, tous les auteurs s'accordent pour constater la haute influence de l'alcoolisme. Le professeur Feruccio Schupfer de Rome s'exprime en ces termes :

« L'alcoolisme chez le vieillard prédispose particulièrement à l'épilepsie. Westphal a établi une statistique à la Charité de Berlin d'après laquelle un tiers seulement des malades atteints de *delirium tremens* aurait souffert d'épilepsie antérieure, tandis que les deux autres tiers ne sont devenus épileptiques que depuis l'apparition du délirium. Furstner sur 226 délirants signale 68 épileptiques (31 pour 100) ; Moëli 30 à 40 pour 100. L'épilepsie disparaît avec l'amélioration du délire, reparaît avec les rechutes. Quoique Gowers mette en doute le rôle de l'alcoolisme, il est nettement prouvé dans l'épilepsie sénile. »

Enfin nous terminerons par la mention des travaux récents de Lüth et Redlich. Lüth admet les conclusions suivantes :

1° L'épilepsie éclatant chez l'homme après 30 ans, chez la femme après 25 ans doit être naturellement désignée sous le nom d'épilepsie tardive.

2° Son substratum anatomique est l'artério-sclérose diffuse.

3° Ses causes sont celles de l'artério-sclérose ; la prédisposition héréditaire est sans importance.

4° Son aspect clinique ressemble, dans son ensemble, à l'épilepsie habituelle, cependant la succession rapide des accès augmente avec l'âge de l'apparition de l'épilepsie.

5° L'alcoolisme peut souvent être mis en cause ; 14 fois l'hérédité ne paraît jouer aucun rôle.

6° Le pronostic est mauvais et la démence marche d'autant plus vite que l'âge est plus avancé.

Enfin Redlich aboutit aux mêmes conclusions : « Dans la véritable épilepsie sénile, l'hérédité ne joue pas un grand rôle, les facteurs étiologiques les plus importants sont en premier lieu l'alcoolisme, le diabète, la syphilis, les rhumatismes. L'artério-sclérose le plus souvent incriminée provoque des crises en perturbant l'irrigation cérébrale, perturbation qui ne tarde pas à être suivie d'altérations cellulaires. »

Telles sont résumées les connaissances actuelles sur l'épilepsie sénile ; on le voit, les dernières données sacrifiant aux idées nouvelles rejettent l'hérédité pour ne s'attacher qu'aux causes plus visibles plus à même de créer des lésions.

B. — CAUSES PRÉPARANTES

Pour l'étude des causes occasionnelles, nous avons cru devoir prendre la division de Binswanger. Il les différencie nettement en deux grandes classes : les *causes préparantes* et les *causes déterminant le premier accès.* Pour établir cette division, il se base sur l'effet non immédiat de la plupart des facteurs qu'ils soient infectieux, toxiques, mécaniques. Ces facteurs réveillent en quelque sorte l'épilepsie qui existe à l'état latent chez des individus tarés. Souvent ils préparent à la fois le terrain et déterminent le premier accès tant leur action nocive est grande, mais souvent aussi ils laissent cette besogne à d'autres éléments soit physiologiques, soit pathologiques souvent semblables qui, trouvant le cerveau préparé, donnent le dernier coup et provoquent la décharge épileptique.

La provocation de l'accès s'est donc faite en deux temps.

Cette division paraîtra peut-être subtile et pas exacte parfois dans le cas où l'accès succède immédiatement à la cause. Néanmoins, nous l'adoptons, car elle est plus conforme à la clinique.

Féré semble l'indiquer : « Lorsqu'on poursuit avec soin, dit-il, l'interrogatoire des épileptiques, on constate souvent que le premier accès ne s'est manifesté que des semaines ou des mois après l'époque où a agi la soit disante cause déterminante. »

Binswanger, enfin se basant sur des faits cliniques remarquablement intéressants, nous montre que chez des enfants, à la suite d'infections d'origine gastro-intestinale, alors que tous les symptômes infectieux avaient disparu, on notait des cauchemars, de l'inaptitude au travail intellectuel, de l'affaiblissement de la mémoire, des troubles vaso-moteurs, des céphalées. Puis, à la puberté, à l'occasion des premières règles ou d'une émotion violente, survint le premier accès.

Si l'on admet que ces malades étaient des prédisposés on a devant soi toute la gradation étiologique.

Les causes préparantes que nous avons très nettement définies ont une importance qui n'échappe à aucun clinicien. A leur sujet, cependant, les idées les plus opposées ont été émises.

Féré dit : « L'influence des causes dites déterminantes est souvent difficile à établir, en tout cas cette influence ne peut guère être considérée comme nécessaire, puisqu'elles n'agissent pas constamment. »

Tout autre est le langage de Marie et de Pitres dans la thèse de Bessières.

« Parmi les causes, dit Marie, qui peuvent produire l'épilepsie, les infections tiennent de beaucoup le premier rôle, bien qu'à la rigueur on ne puisse éliminer entièrement celui des intoxications. J'ajouterai que l'épilepsie n'étant qu'un syndrome lié à des altérations organiques des centres nerveux ne saurait être considérée comme une maladie transmissible directement ou indirectement. La cause est toujours extérieure au malade et postérieure à sa conception. »

Enfin, les conclusions d'un élève de Pitres, Bessières, sont les suivantes :

« 1° L'hérédité n'intervient dans l'épilepsie que comme une cause prédisposante, elle manque dans un bon nombre de cas.

« 2° Il n'y a pas d'épilepsie essentielle, l'épilepsie n'est qu'un syndrome clinique qui peut être sous la dépendance de facteurs divers.

« 3° Le plus souvent, elle est consécutive à une infection antérieure plus au moins éloignée, le processus infectieux aurait laissé dans l'organisme une empreinte profonde dont la nature reste encore à déterminer.

« 4° L'accès épileptique paraît être dans ce cas un phénomène d'auto-intoxication dû à une déviation de la nutrition cellulaire. »

Il ne nous appartient pas de conclure, d'autant plus que nous voulons plus tard montrer, à côté des maladies infectieuses des malades, l'influence certaine de l'hérédité infectieuse et toxique.

Nous diviserons l'étude des causes préparantes en deux parties. Dans la première, c'est-à-dire avec les causes préparantes générales, nous aborderons l'influence des maladies infectieuses et toxiques, des causes psychiques, mécaniques, physiologiques même.

Dans les causes préparantes locales, nous passerons en revue les multiples causes réflexes et nous terminerons par l'étude de l'influence des troubles circulatoires. Tel est le plan de notre travail sur les causes préparantes.

I. — Causes préparantes générales.

Cette division est utile à la clarté du sujet, mais elle est très factice. Si nous prenons la syphilis, par exemple, nous voyons qu'elle provoque la décharge épileptique en tant qu'infection, intoxication et lésion locale.

A. MALADIES INFECTIEUSES ET TOXIQUES

Ce sont elles qui occupent le premier rang. Leur action sur les centres nerveux est manifeste, qu'elle se fasse par des microbes, par des toxines endogènes ou exogènes.

Charrin n'a-t-il pas produit expérimentalement l'épilepsie en injectant des cultures microbiennes à des animaux.

« Mon expérience personnelle corrobore absolument les idées de Marie, dit Binswanger ; comme lui, je considère comme considérable le rôle étiologique dans l'épilepsie de la *scarlatine*, de la *fièvre typhoïde*, de la *coqueluche.* »

1. Maladies aiguës et chroniques.

Citons donc : la *scarlatine*, *rougeole*, *coqueluche*, ont été également signalées : la *grippe*, Boéri ; la *variole* Georget ; la *vaccine*, Lange ; le *choléra*, Delasiauve.

Quant à la *fièvre typhoïde*, elle semble tout particulièrement avoir attiré l'attention des auteurs ; Bourneville et Dardel publient une observation avec autopsie où ils considèrent une fièvre typhoïde, survenue il y a 3 ans, comme la cause de l'épilepsie.

Dide pose les conclusions suivantes :

« La fièvre typhoïde a sur la production de l'épilepsie une influence différente, suivant les cas.

« 1° Des individus fortement tarés, au point de vue névropathique, peuvent devenir épileptiques à l'occasion d'une dothiénentérie sans que cette affection puisse être considérée autrement que comme cause occasionnelle d'une valeur discutable.

« 2° D'autres déjà atteints de convulsions de l'enfance et ayant quelques légères tares héréditaires verl'épilepsie se développer chez eux après une fièvre ront typhoïde qui aura été une cause occasionnelle de réelle valeur.

3° « Enfin dans certains cas des individus exempts de toute tare héréditaire chez lesquels l'examen anthropologique n'a rien relevé et dont l'état mental est exempt de dégénérescence ou de régression, contracteront la fièvre typhoïde ; cette maladie, si elle est suffisamment grave, pourra à elle seule être considérée comme cause efficiente du *morbus sacer.* »

Enfin Mühlig a signalé récemment des accès épileptiformes pendant la convalescence d'une fièvre typhoïde grave.

La *malaria* serait également une cause préparante. Marandon de Montyel a étudié ce point particulier : « L'impaludisme, dit-il, rappelle l'épilepsie disparue depuis longtemps et, mieux, fait paraître pour la première fois une épilepsie dont le sujet avait été indemne. Pour le rappel d'épilepsie disparue, un ou plusieurs mois d'imprégnation palustre suffisent. Pour la création du syndrome épileptique une troisième rechute a été nécessaire chez un malade.

« Chez d'autres, il a fallu deux à cinq ans de paludisme chronique. »

La *syphilis* nous arrêtera plus longtemps. Ses rapports avec l'épilepsie ont été étudiés et en quelque sorte mis au point par Fournier

Binswanger fait de nombreux emprunts aux syphiligraphes français et aboutit aux données suivantes :

1° On a rangé sous la dénomination commune d'épilepsie syphilitique une série d'accidents convulsifs divers dont plusieurs n'appartiennent pas en réalité à l'épilepsie.

2° Dans la syphilis acquise, malgré beaucoup de difficultés on peut distinguer deux groupes d'épilepsies.

a) La forme secondaire ou parasyphilitique de Fournier ;

b) La forme tertiaire gommeuse et post-syphilitique.

3° La forme secondaire survient dans les stades premiers de la syphilis au temps des affections secondaires; cliniquement et symptomatologiquement, elle ne se distingue pas de l'épilepsie idiopathique et lui appartient aussi au point de vue pathogénique. Elle repose très vraisemblablement sur des altérations toxiques de la substance nerveuse centrale au sens d'altérations moléculaires du tissu ; comme jusqu'ici on ne les a pas établies anatomiquement on l'appellera épilepsie syphilitique dynamique ou fonctionnelle.

4° L'épilepsie syphilitique tertiaire appartient aux formes tardives de la syphilis et embrasse toutes les formes spasmodiques différentes, qui surviennent par suite d'affections néoplasiques du cerveau et de ses enveloppes et des vaisseaux cérébraux, aussi bien que des affections cérébrales post-syphilitiques dégénératives diffuses.

Nous trouvons ici, au premier rang, les cas de ce qu'on a appelé l'épilepsie corticale de Jackson, aussi bien sous la forme de convulsions cloniques très circonscrites sans perte de conscience que des spasmes corticaux hémilatéraux et aussi généralisés de caractère clonique avec ou sans perte de conscience. Enfin, appartiennent à cette catégorie les vrais accès épileptiques qui, tantôt préparent et manifestent les types des processus cérébraux spécifiques et post-syphilitiques sans tous les autres symptômes d'une affection cérébrale organique, tantôt qui surviennent comme suites d'un foyer syphilitique circonscrit.

2. Maladies autotoxiques.

Les diathèses ont été incriminées avec raison. Leur action autotoxique a une prédilection pour les centres nerveux.

On peut citer : les maladies du sang, telles que la pléthore, l'anémie simple et pernicieuse, la chlorose, la leucémie, certaines diathèses hémorragiques, telles que le scorbut, l'hémophilie. Celles-là sont les diathèses liées à la puberté.

Chez l'adulte, on note l'influence de la goutte, du rhumatisme déformant, du diabète, de la phosphaturie. Féré insiste sur ces rapports. Binswanger les considère au contraire comme négligeables, du moins, en tant que causes préparantes. Il estime que leur action, ainsi que pour le rachitisme et la scrofule, est beaucoup grandie comme cause prédisposante.

Enfin, pour être complet, nous signalerons le travail de Kogel, sur les rapports de la maladie de Basedow et de l'épilepsie.

Quant à l'urémie, nous avons assez insisté dans notre chapitre sur l'éclampsie pour n'y pas revenir ici.

3. Maladies toxiques.

1° *Alcoolisme.* — L'*alcool* exerce également son action fatale comme cause préparante, mais son rôle causal a besoin d'être précisé. Car, il y a deux catégories d'épileptiques alcooliques :

D'une part, les *alcooliques* qui sont devenus malades d'une façon prouvée, du fait de leur alcoolisme chronique ; d'autre part, les *épileptiques* qui offrent les symptômes de l'alcoolisme chronique, sans que la preuve puisse être donnée que l'épilepsie n'a pas existé déjà avant l'ivrognerie.

Cette distinction est nécessaire, parce que l'expérience clinique nous enseigne que, non seulement les épileptiques sont inaptes à résister à l'alcool en grande quantité, mais ils montrent un penchant tout spécial pour l'abus des alcools. Dans ce dernier cas, l'alcoolisme vient donc accompagner l'épilepsie et la renforcer.

Le rapport entre l'alcool et l'épilepsie a été étudié dans de nombreux travaux, à propos de l'épilepsie tardive et de ses rapports avec l'alcoolisme, nous avons mentionné les statistiques de Westphal, de Furstner.

Moelli, récemment, a montré que 36 à 40 pour 100 de tous les délirants alcooliques étaient épileptiques. La présence de l'épilepsie empire considérablement le pronostic aussi bien relativement à l'état psychique qu'aussi sous le rapport de la mortalité.

Dans l'alcoolisme chronique simple, les accès épileptiques ne sont pas fréquents, d'ordinaire, on ne les les observe que dans le *delirium tremens*, le plus souvent avant lui ou à son début.

L'action de l'alcool est nettement prouvée par l'efficacité du traitement. Avec l'abstinence, en effet, les accès spasmodiques disparaissent pour reparaître à la première incartade.

Les idées que nous venons d'émettre reflètent l'opinion de Binswanger sur la question.

Les auteurs français se sont beaucoup occupés de la question,

Féré estime que l'alcool peut provoquer l'épilepsie, mais sur un terrain prédisposé.

« L'action de l'alcool, ajoute-t-il, se fait souvent sentir le lendemain de l'ivresse pendant la période de dépression. »

Marcé, Cadéac et Meunier ont étudié les rapports de l'absinthisme et de l'épilepsie.

Pour ces derniers auteurs, ce sont surtout les essences d'anis, de badiane, de fenouil qu'il faudrait incriminer.

Elles seules auraient surtout le pouvoir convulsivant.

Joffroy estime qu'il faut avoir « de l'aptitude convulsive » pour que l'alcool détermine des paroxysmes épileptiques.

D'abord, au sujet de la simple ivresse, la facilité de s'enivrer est différente selon les individus ingérant des doses égales de substances nocives. De même, pour la forme de l'ivresse. Selon les aptitudes, les uns éprouvent de la gaieté, de la tristesse, de l'irritabilité, de la colère ; les autres font des *phénomènes épileptiques*.

Il divise comme Binswanger en:

a) Épileptiques avérés chez lesquels l'alcool rappelle les accès ;

b) Épileptiques résultant des excès alcooliques.

Parmi ces derniers on voit deux catégories de malades :

α. Ou des épileptiques qui restent alcooliques et prennent des accès à chaque excès de boisson ;

β. Ou des épileptiques dont l'affection évolue indépendamment de l'absence des excès alcooliques.

Joffroy ne met pas à part l'absinthe : « tous les alcools usuels, dit-il, peuvent déterminer des accès convulsifs pourvu qu'ils agissent sur des terrains aptes à réagir ».

Enfin, pour bien montrer la valeur de ce qu'il appelle « l'aptitude convulsive », il s'appuie sur des preuves expérimentales ; « le même poison, dit-il, injecté dans des circonstances identiques aux mêmes doses par la même méthode à des animaux de même espèce, de même âge, aboutit à des accidents variables par leur intensité et leur nature. »

Enfin, très récemment (Bratz) note deux formes d'épilepsie alcoolique :

a) L'alcool agirait sur un terrain prédisposé et aboutirait rapidement à des manifestations épileptiques. La caractéristique de cette forme serait : une période très courte d'intoxication et comme substratum pathologique une simple excitation des éléments nerveux de l'encéphale sans lésions. Cette forme guérirait.

b) Dans une seconde forme : on noterait des habitudes alcooliques anciennes invétérées et enfin des altérations organiques du cerveau, notamment un processus d'artério-sclérose comme substratum anatomique.

2. *Saturnisme chronique.*— Son action serait semblable à celle de l'alcoolisme. Cette action a été bien étudiée jadis par Tanquerel des Planches, Grisolle, Bernard de Montessus. Il est remarquable que cette intoxication détermine fréquemment l'épilepsie aiguë à attaques sérielles avec délire et dont la mort est souvent la conséquence.

3. Le *chloroforme* peut également éveiller l'épilepsie. Tel le cas de Féré. Il en est de même de l'éther, tel fut l'éthéromane de Christian, qui finit par succomber en état de mal

4. Autres poisons notés : l'opium (Gubler), la morphine. — A propos de ce dernier poison, la suppression entraîna des crises convulsives ; la cocaïne (Hermann), le mercure, la ciguë aquatique (Wepfer), l'ergot de seigle (Siemens), l'aconit, le camphre ont été enfin incriminés.

5. Le *tabac* pourrait être suspecté si l'on en juge par les expériences de Ballet et Faure. « L'injection souscutanée de macération de tabac à chiquer dans de l'eau

(à raison de 2 centimètres cubes par kilogramme) a déterminé chez le chien et chez le cobaye :

a) Du tremblement avec état spasmodique, vomissements, dyspnée;

b) Des convulsions partielles ou généralisées rappelant les divers types de convulsion épileptique chez l'homme;

c) Parfois, enfin, la mort au début de la phase convulsive.

6° Le *café* a été récemment noté.

Un auteur viennois, Marbruch, publie l'observation d'une femme qui, pendant de longues années avait mangé 30 à 40 grammes de grains de café torréfié par jour. Elle fut brusquement atteinte de phénomènes épileptiques. Elle guérit après la cessation de sa mauvaise habitude.

B. CAUSES TRAUMATIQUES

Une cause fréquente est le *traumatisme* qui peut agir de deux façons : d'une part en créant une sorte d'ébranlement du système nerveux central ; d'autre part, en déterminant des blessures de la tête, de la moelle épinière, des nerfs, ceci est alors de l'épilepsie réflexe.

On admet parfaitement aujourd'hui que le traumatisme cranien, en particulier, puisse produire le syndrome épileptique, même sans altération anatomique. Tout le monde connaît les expériences de Westphal à ce sujet et admet que l'épilepsie appartienne parfois à la série de ces maladies nerveuses traumatiques. Dans ces cas de secousse traumatique la disproportion est surprenante entre l'atteinte traumatique souvent relativement faible et le trouble profond et durable du système nerveux central.

Tout autre est l'action du traumatisme lorsqu'il se complique de lésions locales (blessures des parties molles, bris d'os, lésion cérébrale). Ici agissent sûrement deux causes tout à fait différentes : d'une part, la secousse traumatique ; d'autre part, l'excitation réflexe exercée par la blessure ou les cicatrices.

Enfin, le traumatisme peut souvent nettement être rangé dans les causes préparantes. Binswanger dit qu'il s'étend souvent plusieurs mois, plusieurs années entre le traumatisme et le paroxysme épileptique. .

C. CAUSES PSYCHIQUES

Au traumatisme on peut rattacher le *choc moral*. De tout temps les émotions morales ont joué dans l'opinion publique un rôle important parmi les causes de l'épilepsie. D'après Gowers, ce sont surtout les *émotions dépressives* qu'il faut incriminer. L'effroi, d'après lui, dans 75 pour 100 des cas a déterminé l'accès ; mais il faut ajouter les cas survenant après une violente colère, des chagrins, des soucis, de la joie.

Féré conteste l'influence de ces causes. D'ailleurs, il les rattache à la névropathie. « Les émotions intenses à manifestations extérieures fuyantes sont le propre des tempéraments nerveux. Aussi, ne pensons-nous pas que les émotions puissent être considérées comme de véritables causes, mais seulement comme des excitances particulièrement efficaces de la prédisposition. »

A ces causes psychiques, nous devons rattacher le *surmenage intellectuel*.

Ces causes psychiques peuvent être à la fois préparantes et provoquer le premier accès.

« C'est plutôt, dit Binswanger, l'influence lentement agissante et épuisante des puissants mouvements de l'âme qui, chez les individus prédisposés, donne le dernier choc pour le développement des maladies nerveuses et mentales fonctionnelles les plus diverses. »

Néanmoins, ces causes très souvent déterminent immédiatement le premier accès.

Il est des époques dans la vie où ces phénomènes ont une force décuplée, je veux parler de l'influence de la puberté, de la grossesse, de la ménopause, etc.

D. CAUSES PHYSIOLOGIQUES

La frayeur est particulièrement dangereuse pendant la période menstruelle (Georget). Cela s'accorde avec ce fait clinique que l'épilepsie chez les femmes au début de l'affection survient très fréquemment à l'époque de la menstruation.

L'influence de la puberté a été souvent constatée. Satullo cite un cas de crises épileptiformes survenues chez une jeune fille atteinte d'aménorrhée virginale. Pendant quatre ans à échéance fixe revenaient les convulsions. Cette action peut s'expliquer, soit par une auto-intoxication, soit par action réflexe.

Les troubles de la ménopause ont été mis en évidence par Bairé.

Enfin, l'influence de l'accouchement et de la grossesse (si on en excepte l'éclampsie) a été diversement interprétée. Tantôt, ces états provoquent l'apparition des accès, en exagèrent la fréquence (Charpentier, Chambrelent), tantôt sans influence ou les raréfiant quand ils existent.

Enfin, nous terminerons l'énumération de ces causes physiologiques, en citant comme cause dépressive la *lactation prolongée.*

II. — **Causes préparantes locales.**

Nous venons de voir l'influence des causes générales sur le développement de l'épilepsie. Ces causes, nous l'avons dit, multiples à la vérité, arrivent toutes au même résultat, c'est-à-dire à la rupture de l'harmonie fonctionnelle d'un système nerveux prédisposé.

Ces facteurs sont cependant bien dissemblables; les uns infectieux, les autres toxiques, les autres enfin purement psychiques.

Ces causes générales ne sont pas les seules à déterminer la décharge épileptique, on a décrit des causes locales, qui, elles aussi aboutissent au même résultat. Ces causes locales sont, elles aussi, éminemment variables. Elles peuvent être constituées, soit par une lésion quelconque de la région motrice corticale, soit même par une lésion siégeant en un point quelconque de l'axe cérébro-spinal. Le système nerveux périphérique, qu'il soit rachidien ou cranien, peut à lui seul, s'il est irrité, transmettre cette irritation à la corticalité et déterminer des paroxysmes. Enfin, le système du grand sympathique lui-même peut concourir au même résultat. Les irritations variées des nerfs viscéraux, qu'elles soient toxiques, infectieuses, mécaniques même, déterminent le même phénomène convulsif.

Enfin, en terminant cette grande classe des épilepsies réflexes, il est bon de faire ressortir l'importance de facteurs qui, par les troubles qu'ils apportent à la circulation générale et à la circulation encéphalique, entraînent des phénomènes convulsifs semblables.

Cette division, adoptée généralement par les auteurs, des causes préparantes en causes générales et locales, est assez défectueuse, nous devons le reconnaître, car dans la plupart des cas, interviennent des éléments locaux et généraux.

Ainsi, dans l'épilepsie liée à l'indigestion, on peut saisir l'influence à la fois des facteurs locaux, c'est-à-dire réflexes, et généraux, c'est-à-dire toxiques.

Néanmoins, il est plus aisé de maintenir cette classification qui, si elle est moins exacte, est, par contre, plus claire et plus nette.

A. CAUSES LOCALES AGISSANT DIRECTEMENT

Rien n'est plus simple que de saisir le mécanisme de la décharge épileptique, lorsque la cause quelle qu'elle soit, irrite la région motrice corticale. Ces faits cliniques ont la valeur d'une expérience physiologique.

En effet, nombreux sont les cas où des *foyers hémorragiques* ou de *nécroses,* des *cicatrices*, des *lésions*, en somme quelconque, placées dans le domaine de la région rolandique, engendrent des spasmes généralisés.

Les lois de l'irradiation et de la sommation des actions irritantes suffisent pour rendre compréhensible l'extension progressive d'un état d'irritation, primitivement localisé, à toute l'écorce cérébrale, et le développement d'une altération épileptique ; cette dernière, une fois produite, des irritations faibles et locales provoquent les décharges épileptiques les plus diverses.

Comme facteurs des convulsions épileptiques, outre les lésions liées à l'hémorragie et au ramollissement cérébral, il faut noter les tumeurs, les gommes, les lésions porencéphaliques de la région rolandique.

Le même résultat, au point de vue fonctionnel, peut être obtenu par des lésions extra-cérébrales : les tumeurs, les exostoses du crâne, les lésions méningées, les esquilles osseuses, les abcès comprimant la région motrice.

Nous venons d'examiner les cas où les lésions siègent dans une zone éminemment excitable. Il peut en être de même lorsque le foyer irritatif est placé en un point quelconque de la corticalité.

Enfin, il est des cas où l'élévation de la pression intra-cérébrale a été surtout incriminée. Les convulsions épileptiques seraient alors des symptômes de tumeurs, d'hématomes de la dure-mère, de néoplasmes du cervelet, d'hydrocéphalie.

B. CAUSES LOCALES RÉFLEXES

1. Système nerveux central.

Tout autre est le mécanisme d'action des causes réflexes proprement dites.

Il ne s'agit plus d'une irritation qui, née au niveau de la corticalité, se dissémine sur toute l'étendue du manteau gris des hémisphères cérébraux, il s'agit d'excitations qui, pour aller à l'écorce, empruntent les grandes voies de projection.

Ainsi agissent des kystes apoplectiques, des cicatrices, des nodosités tuberculeuses, des ulcères gommeux siégeant à la base du cerveau.

Il suffit souvent d'irritations relativement faibles, par exemple, des variations dans la circulation sanguine ou de faibles élévations de la pression cérébrale pour provoquer un véritable accès épileptique.

Binswanger cite des cas de convulsions épileptiformes succédant à des lésions de la *capsule interne* et des *noyaux gris centraux*.

Il n'existe pas dans la science, d'observations de convulsions épileptiques sous la dépendance de lésions des pédoncules et des tubercules quadrijumeaux.

Les lésions de la moelle, en confirmation des nombreuses expériences de Brown-Séquard, devraient, il semble, s'accompagner souvent d'épilepsie. En réalité, il n'en est rien ; des observations existent, mais elles sont rares.

Charcot a noté 10 observations de maladies de la

moelle épinière accompagnées de convulsions générales. Dumesnil et Leblois citent un cas de compression médullaire assez probant.

Plus douteuse semble être, au dire de Binswanger, l'observation d'Oppler de méningo-myélite traumatique.

Il s'agissait plutôt, selon le professeur d'Iéna, d'un hystéro-traumatisme.

Enfin, l'observation de Coxwell de méningo-myélite cervicale laisse également des doutes, car il parle de convulsions épileptiformes avec conscience partiellement conservée.

Enfin, dans l'observation d'Hallion et Tuffier, le traumatisme de la colonne vertébrale aurait été le point de départ de l'épilepsie chez un prédisposé.

Ainsi donc, dans l'étiologie de l'épilepsie, les causes médullaires sont une rareté.

Ceci semble étrange, car on se demande ce que veut dire alors le mot épilepsie spinale.

« Il s'agit, dit Féré, dans ce cas, de convulsions cloniques et toniques provoquées par réflexe ou de spasmes d'intensité très différente que Brown-Sequard a décrits d'abord dans les lésions hémilatérales de la moelle épinière. Charcot a montré l'étroitesse des rapports entre le clonus du pied et l'épilepsie spinale. »

Féré signale la plupart de ces lésions médullaires et encéphaliques, mais il réclame toujours pour ces cas une grande part à la prédisposition.

2. Système nerveux périphérique.

Si les lésions du système nerveux central offrent des

exemples peu nombreux d'épilepsie réflexe, il n'en est pas de même pour le système nerveux périphérique. Les observations, en effet, se sont multipliées tant dans le domaine des nerfs rachidiens que dans celui des nerfs craniens.

Il en résulte que, chez les individus prédisposés avec une excitabilité centrale pathologiquement surélevée, des irritations intenses et courtes déchaînent des accès épileptiques isolés. La grande caractéristique de ces épilepsies réflexes, c'est la disparition en général rapide des accès après la suppression de la cause irritante.

Ces épilepsies par irritation des nerfs périphériques méritent au premier chef d'être placées parmi les causes préparantes. L'agent irritant, en effet, n'agit pas immédiatement. Il existe presque toujours une période d'incubation. D'ailleurs, au point de vue clinique, avant les convulsions généralisées, on a des spasmes siégeant dans une moitié du corps, spasmes qui, eux-mêmes, ont été précédés de douleurs, de secousses, de tremblement.

Les cas d'épilepsie réflexe sont nombreux.

1. Nerfs rachidiens. — Intéressant les nerfs périphériques, on cite les plaies, contusions, compressions du nerf sciatique (cas de Billroth), du nerf médian (cas de Lande). Nombreux sont les cas d'épilepsie réflexe améliorés, le plus souvent guéris par l'extirpation d'une tumeur, l'excision d'une cicatrice. Les lésions peuvent être légères. Féré cite le cas de Perrier qui rapporte que l'extraction d'un fragment d'aiguille implantée dans l'arcade sourcilière amena la guérison des crises.

Enfin, on peut rattacher à ces cas l'influence des traumatismes portant sur un point quelconque du corps, mais, surtout, sur le crâne. Mais il faut souvent ajouter au trauma l'influence du choc psychique. Toulouse et Marchand citaient encore récemment une épilepsie développée après l'opération du trépan.

2. Nerfs craniens. — Les nerfs rachidiens ne sont pas les seuls à créer par leur irritation l'épilepsie réflexe. Un grand nombre de cas appartiennent aux nerfs craniens.

Ainsi, en examinant successivement les territoires qu'ils innervent, on note au niveau de :

a) *La Bouche.* — De nombreuses observations d'épilepsie réflexe consécutives à des dents cariées, à des éruptions dentaires. Féré parle d'un malade qui n'avait pas eu d'accès pendant dix ans et qui, à l'occasion de la sortie très douloureuse d'une dent de sagesse, fut de nouveau en proie aux accès épileptiques.

Il en est de même au niveau du nez et de ses annexes.

b) *Nez.* — On cite des cas survenus à la suite de tumeurs (cas d'ostéome des fosses nasales de M. Adenot), de corps étrangers des fosses nasales et du nasopharynx. Sauvage signale la présence de vers dans les narines, Legrand du Saulle dans les sinus frontaux.

c) *Oreille.* — Mais parmi toutes ces causes, celles qui ont leur point de départ dans l'oreille sont de beaucoup les mieux décrites.

Fabrice de Hidden fut le premier qui signala l'épilepsie consécutive à un corps étranger du conduit auditif.

Nocard signale chez des chiens des attaques épileptiformes dues à la présence d'acariens dans le conduit auditif.

Depuis, on a signalé, outre les corps étrangers, les bouchons de cérumen (cas de Dreyfus), les polypes du conduit auditif, l'obstruction de la trompe d'Eustache. Une simple écharde de bois dans l'oreille (cas de Kelp) provoqua de vrais accès épileptiques qui disparurent aussitôt qu'on eut enlevé ce corps étranger.

Les affections de l'oreille moyenne ont été signalées. M. le professeur agrégé Lannois a publié plusieurs observations intéressantes à ce sujet dans la thèse de Taillade (1899) et dans les *Annales des maladies de l'oreille* de 1899.

Nous y avons remarqué entre autres le cas d'un homme qui a eu une double otorrhée à sept ans et qui devint épileptique à la puberté. Sous l'influence du traitement dirigé presque exclusivement contre l'otite purulente, les crises s'espacèrent et disparurent même complètement lorsque l'oreille fut guérie et que l'audition, nulle au début, fut devenue moyenne. Au cours du traitement, une récidive de l'otorrhée s'étant produite, le malade a eu une crise le lendemain. M. Lannois en tire les conclusions suivantes : c'est qu'il faut soigner systématiquement tous les épileptiques porteurs de lésions d'oreille dans l'espoir de rencontrer parmi eux quelques cas favorables.

Bien entendu, M. Lannois admet dans les conclusions de la thèse de Taillade : que les crises épileptiformes apparaissent d'autant plus facilement que le sujet porteur de la lésion de l'oreille est prédisposé par ses antécédents héréditaires ou personnels à réagir par des crises convulsives aux moindres irritations.

d) *Œil.* — Enfin, il a été signalé du côté de l'appareil visuel, des accès convulsifs consécutifs à du strabisme, à un surmenage oculaire (cas de Capps) et à une névrite optique chez un homme ayant perdu l'œil depuis six ans et guéri par l'énucléation.

e) *Appareil respiratoire.* — Dans le domaine du pneumogastrique ont été signalées des observations d'épilepsie réflexe.

Sommerbrodt signale un épileptique guéri par l'extraction d'un polype du larynx. Cette observation a été plus tard contestée par Berger.

Charcot signale les inflammations de la trachée, Charpignon les calculs bronchiques. Enfin, ont été mentionnées les affections inflammatoires du poumon, de la plèvre.

Aubouin a décrit une épilepsie pleurétique survenue à la suite de l'opération de l'empyème.

Tous les cas que nous venons d'étudier créent une épilepsie réflexe qui peut, dans certains cas, devenir définitive malgré la disparition de la cause irritative.

Avant de terminer l'étude des épilepsies réflexes consécutives aux lésions des nerfs périphériques nous ne pouvons laisser sous silence la question de la zone épileptogène.

Brown-Séquard, après avoir déterminé ces zones chez le cobaye, les a signalées chez l'homme. Tantôt la compression sur certaines places de la surface cutanée, tantôt l'irritation galvanique provoque des accès épileptiformes.

Dieulafoy a publié une observation dans laquelle il a pu provoquer, par pincement de la peau du cou à gauche et de la moitié gauche du visage, de véritables accès convulsivants qui s'étendaient à toute la moitié gauche du corps chez un malade, qui avait de vives douleurs à la hanche à la suite d'une contusion grave de la hanche. Billroth signale également un cas avec lésion des nerfs.

D'autres cas ont été également rapportés. Mais ils sont plus singuliers. Il s'agirait de zones épileptogènes développées indépendamment d'un traumatisme. Echeverria cite l'observation d'un épileptique chez qui des accès se produisirent aussi souvent que l'urine passait à travers le prépuce allongé. La circoncision amena une guérison complète, mais l'on constata une altération des terminaisons nerveuses (cas de Landersen, cité par Binswanger).

Des cas semblables sont constatés même en l'absence de lésions nerveuses. Binswanger cite le cas de Bochefontaine : « en chatouillant un épileptique avec une barbe de plume dans la région du lobe de l'oreille gauche et du cou, il obtient un accès bien caractérisé ».

Féré mentionne encore le cas de Bravais avec une zone épileptique à la tempe, de Defoy avec une zone sur l'aile du nez et à la lèvre.

Binswanger, après avoir cité de nombreuses observations de zones épileptogènes, les apprécie en ces termes. Il considère deux types :

a) Le premier où la zone épileptique se trouve dans le domaine d'expansion du nerf lésé. Les accès sont tantôt ceux de l'épilepsie réflexe, tantôt sont incomplets.

b) Le second type dans lequel les zones épileptogènes ne sont pas en relation directe avec les parties nerveuses lésées. Les accès sont alors très divers. On rencontre ou des spasmes musculaires circonscrits ou des spasmes généraux qui correspondent le plus souvent au type spasmodique de l'accès hystéro-épileptique.

Le domaine de l'épilepsie réflexe ne se borne pas seulement aux territoires des nerfs rachidiens et craniens, il englobe aussi le système du grand sympathique.

3. Système du grand sympathique.

Des sources d'irritation internes et externes ont été incriminées comme capables de produire non seulement l'explosion d'accès épileptiques sur un fond maladif préexistant mais le développement de l'affection épileptique.

1° Appareil sexuel. — a) *Chez la femme.* — On a décrit une épilepsie utérine consécutive, soit aux déviations utérines, soit aux inflammations d'origine utérine ou annexielle. Binswanger conteste le rôle des déviations utérines qui, modifiées par le gynécologiste, n'entraînaient souvent pas de modifications dans les accès.

Toulouse et Marchand citent une épilepsie survenue après une ovariotomie.

b) *Chez l'homme.* — La *gonorrhée*, l'*épididymite*, l'orchite dans des cas isolés ont été accusées comme point de départ de l'épilepsie. Dans ces cas, le facteur infectieux est à noter à côté de la cause réflexe.

La masturbation a peut-être été incriminée par tous les anciens auteurs. Actuellement, on s'accorde à lui contester toute influence ainsi qu'aux excès génésiques.

2° Appareil digestif. — Nombreuses sont les causes résidant dans le tube digestif ; elles agissent par un double mécanisme réflexe et auto-toxique.

Tantôt il s'agit d'une ingestion trop copieuse d'aliments ; tantôt ce sont des mets trop longs à digérer, tantôt une simple dilatation, tantôt enfin un catarrhe de l'estomac qui provoquent les accès ou au moins en augmentent la fréquence.

Ces faits, connus depuis longtemps, ont été surtout mis en relief par Lépine et Pommay.

Récemment un Américain, Spratling, disait : « Dans le mal comitial, les digestions défectueuses et le défaut d'assimilation sont certainement à la racine du mal. Il est remarquable de voir de quelle manière une série de crises épileptiques est interrompue par un nettoyage complet du tube digestif. »

Sur plus de 100 cas pris au hasard, l'auteur n'a pas rencontré une seule fois un état normal de la nutrition ; dans 40 pour 100 des cas l'estomac était dilaté ; dans 90 pour 100 du catarrhe gastro-intestinal existait.

L'intestin a bien sa part d'influence sur la production de l'épilepsie.

Depuis longtemps on a signalé le catarrhe gastro-intestinal. Marfan, l'année dernière, a publié un cas de mal sacré lié à une méningo-encéphalite chronique consécutive à une gastro-entérite des nourrissons.

Maurice de Fleury insiste sur l'épilepsie gastro-intestinale : « on peut admettre, dit-il, que l'épilepsie gastro-intestinale résulte d'une excitation réflexe sur l'écorce par irritation mécanique des parois du tube digestif ou encore accidents épileptiques sous la dépendance d'auto intoxication d'origine alimentaire.

« Cette doctrine a des chances d'être vraie, car on trouve le plus souvent chez les épileptiques dilatation d'estomac, atonie intestinale, foie un peu gros, urines riches en vestiges de putréfaction intestinale. »

Enfin, d'autres causes intestinales sont à signaler : le prolapsus rectal, les vers intestinaux.

Les vieux auteurs ont beaucoup insisté sur ce dernier point. Krause, Fergusson signalaient des cas où la simple expulsion des vers déterminait l'arrêt des crises.

On s'étonne que, étant donné la fréquence des vers chez les enfants, les accidents ne soient pas plus fréquents.

Aux phénomènes d'irritation prenant leur origine dans le tube digestif, on peut ajouter les coliques hépatiques, la cholécystite calculeuse qui ont aussi préparé l'arrivée des accidents épileptiques.

C. CAUSES CIRCULATOIRES

Il est bien difficile de placer dans un cadre quelconque les causes d'ordre circulatoire. Leur mécanisme est en effet complexe, elles agissent soit en modifiant la circulation encéphalique, soit par action réflexe.

C'est ainsi qu'on a noté le rôle de l'anémie, de la pléthore.

Hochhaus a publié un cas de calcification prématurée des vaisseaux de l'encéphale ayant déterminé de l'épilepsie.

Lemoine a particulièrement étudié l'épilepsie d'origine cardiaque.

Dans son article de la *Revue de Médecine*, il cite 5 cas d'épilepsie survenus, en l'absence de toute autre cause connue, chez les malades atteints d'affections organiques du cœur et occasionnés par elles. L'épilepsie est alors provoquée par trouble de l'irrigation de l'encéphale.

Il classe ces observations en deux séries :

1. Epilepsie congestive.

Dans cette forme sont rangées l'épilepsie des gros mangeurs, décrite par Lépine, et l'épilepsie du goitre exophtalmique.

Dans l'autre classe, on rencontre :

2. L'Epilepsie par anémie.

Due à l'insuffisance, au rétrécissement aortique, au retrécissement mitral, aux grandes hémorragies enfin.

Stintzing d'Iéna rapporta l'année dernière deux cas d'épilepsie coexistant avec des cardiopathie. Il résulte de ses recherches que l'apparition concomitante d'épilepsie et cardiopathie est plutôt un accident.

Néanmoins il concède que les cardiopathies et l'artério-sclérose favorisent tellement l'attaque d'épilepsie qu'ils peuvent la faire naître par de simples troubles de la circulation cérébrale.

C'est ce qu'on remarque dans l'épilepsie sénile. Dans cette véritable association de l'épilepsie et de la cardiopathie, les remèdes cardiaques peuvent être également d'un grand secours dans la première des deux affections.

Malgré cette longue énumération de causes préparantes que nous venons de voir et des causes prédisposantes qui ont fait l'objet du premier chapitre, il est des cas où l'enquête minutieuse du clinicien n'est suivie d'aucun résultat. Ces cas ne sont même pas très rares. Chez des sujets prédisposés quelquefois d'une façon inappréciable, il suffit très souvent des chocs physiologiques qui affluent au cerveau de tous côtés pour amener la première décharge. Liebe n'a pu découvrir aucune cause dans un tiers sur mille cas.

C. — CAUSES DÉTERMINANT LE PREMIER ACCÈS

Si l'on voulait énumérer toutes les causes qui déterminent immédiatement l'explosion du premier accès, il faudrait reprendre l'une après l'autre chaque cause préparante que nous avons déjà examinée. Car toutes les causes préparantes peuvent provoquer l'apparition de la première crise convulsive. Souvent aussi il existe un espace de temps tellement minime entre la cause préparante et le premier accès qu'il est impossible de saisir les deux étapes suivies.

Nous allons donc rappeler brièvement les causes déterminantes les plus fréquentes en insistant sur les points que nous avons précédemment laissés dans l'ombre.

On a incriminé souvent le traumatisme, nous n'y insisterons pas.

Aux intoxications notées plus haut on peut ajouter les empoisonnements par *l'oxyde de carbone* (O. Berger, Moreau), par ergotisme (Zuczek). La plupart des infections déjà mentionnées seraient à rappeler ici.

Les affections intestinales, indépendamment de leur rôle réflexe jouent un rôle essentiel parmi les causes provocatrices. Berger cite deux cas dans lesquels les premiers accès se sont développés après une fièvre gastrique. Il est incontestable que les affections catarrhales du canal intestinal chez l'enfant ont une haute importance aussi bien pour l'éclampsie que pour l'épilepsie. De même les repas copieux avec ou sans abus simultané de spiritueux ont assez souvent eu pour suite immédiate le premier accès.

C'est la sphère génitale qui a peut-être été le plus souvent incrimée.

On a signalé les excès vénériens et surtout la masturbation. Le coït paraît assez souvent être la cause immédiate du premier accès. Nothnagel mentionne l'influence d'un premier coït chez une femme. L'accès se répétait à chaque occasion. Bien plus fréquemment l'acte vénérien agit comme condition provocatrice des accès chez des individus qui, déjà auparavant, avaient été épileptiques. Binswanger combat l'opinion soutenue par Tissot, Herpin, que l'abstinence sexuelle provoque le développement de l'épilepsie.

Du côté du système uro-génital, les auteurs ont signalé les blessures de l'urètre (Erlenmeyer), les calculs vésicaux et rénaux (Duncan), la rétention d'urine, ainsi que les maladies du testicule.

Madden a beaucoup exagéré l'influence des affections génitales chez la femme.

L'attention doit être attirée sur les irritations extérieures sensibles et sensorielles. Rappelons le cas bien connu de Reynolds dans lequel le premier accès épileptique a suivi un chatouillement de la plante du pied. Nous avons suffisamment insisté sur le rôle des maladies d'oreilles. Disons néanmoins que Ormerod prétend que la fréquence des maladies auriculaires dans l'épilepsie dépend d'un facteur infectieux commun.

Maisonneuve, Gowers montrent qu'une irritation du nerf visuel intense et prolongée peut déchaîner le premier accès. Mercklin cite le cas d'un écolier de treize ans avec tare héréditaire, cherchant à se mettre en état hypnotique en fixant des objets brillants.

Le même rôle nuisible a été joué par de violentes actions réflexes comme l'éternuement ou des mouvements d'expression forcés, par exemple : le rire. Binswanger cite l'observation d'une jeune fille de seize ans qui, depuis l'apparition des règles, avait un accès de perte de conscience toutes les fois qu'elle riait trop fort.

Gowers signale l'insolation comme une condition étiologique importante. Il a noté 27 cas.

Les causes psychiques sont également d'une action puissante pour créer le premier accès.

Notons, en passant, les efforts intellectuels, le surmenage. Les efforts corporels jouissent de la même action nuisible chez les sujets prédisposés.

Une promenade forcée, des jeux violents sont souvent les uniques causes.

Enfin, nous terminerons en soulignant l'influence bien connue du sommeil et des rêves.

Cette longue question de l'étiologie ne peut être abandonnée sans traiter les causes qui influent sur la répétition des accès. Elles sont multiples et variées ; c'est par leur étude que nous terminerons ce long chapitre étiologique.

D. — CAUSES INFLUANT SUR LA RÉPÉTITION DES ACCÈS

Le premier accès, une fois établi, la répétition est souvent sous la dépendance de causes multiples.

Il est bien évident que la plupart des causes étudiées précédemment, qui préparent l'épilepsie, déterminent le premier accès, sont également capables d'amener la répétition des crises. Nous n'insisterons donc pas sur l'importance des excès alcooliques, des excès vénériens, des traumatismes,

Les surveillants d'épileptiques sont unanimes à les noter et à constater d'une façon générale l'influence nuisible des sorties, des visites faites aux malades.

1. *Influences physiologiques.* — De même, il faut savoir que la *menstruation* a une influence manifeste sur la périodicité des accès.

La *digestion*, même normale, agit de la même façon. Tantôt les accès surviennent de préférence lors de l'introduction des aliments, tantôt au début de la période digestive. Même remarque doit être faite pour les *exercices musculaires* violents ou non. Enfin, l'action certaine du sommeil a donné lieu à des conceptions pathogéniques différentes selon les auteurs.

2. *Influences atmosphériques.* — Les idées de Leuret, Delasiauve sur l'influence des révolutions lunaires, des saisons n'ont plus qu'un intérêt historique. Néanmoins, M. Féré a constaté que les accès étaient plus fréquents dans les temps orageux que dans les temps calmes.

3. *Influences des heures.* — Féré s'est particulièrement occupé de l'influence des heures du jour et de la nuit.

D'après lui, sur un total de 1985 accès, 1296 se sont produits de 8 heures du soir à 8 heures du matin.

Si l'on spécifie la fréquence selon les heures, on voit que les accès surviennent le plus souvent vers 9 heures du soir ou vers 3, 4, 5 heures du matin, c'est-à-dire aux heures qui suivent le coucher ou précédent le lever.

4. *Influences psychiques.* — Certaines excitations psychiques rappelant les circonstances ayant précédé immédiatement le premier accès sont également à noter. Féré cite l'exemple du malade de van Swieten qui, devenu épileptique à la suite de la peur d'un chien, reprenait une crise chaque fois qu'il en entendait aboyer un.

5. *Influences des maladies intercurrentes, aiguës ou chroniques, médicales ou chirurgicales.* — L'influence des maladies intercurrentes est différente : tantôt elles déterminent pendant leur durée une suspension ou une diminution du nombre des attaques, tantôt elles pro-

duisent une suspension ou une atténuation qui se prolonge après la guérison de la maladie et même peut être définitive, tantôt enfin, elles produisent une influence franchement nocive. Ces constatations sont vraies pour toutes les maladies infectieuses et particulièrement pour la fièvre typhoïde, l'impaludisme, l'érysipèle, la variole, le rhumatisme.

TABLEAU SYNOPTIQUE
DE L'ÉTIOLOGIE DE L'ÉPILEPSIE

A. **Causes prédisposantes.**

I. *Causes prédisposantes générales.*

A. *Prédisposition héréditaire.*

1. *Hérédité névropathique.*

   a) Hérédité similaire.
   b) — de transformation.

2. *Hérédité toxique.*

   a) Alcoolisme des parents.
   b) Intoxication par le plomb.
   — l'opium.
   — la morphine.

3. *Hérédité infectieuse.*

   a) Syphilis héréditaire.
   b) Tuberculose.

4. *Hérédité des maladies de la nutrition.*

   Arthritisme.
   Rhumatisme articulaire chronique.
   Goutte.
   Diabète.

5. *Maladies locales des appareils germinatifs.*

   a) Testicule.
   b) Ovaire.

6. *Autres causes.*

a) Consanguinité.
b) Disproportion d'âge entre les époux.
c) Age avancé du père et de la mère.

B. *Prédisposition acquise.*

1. *Par le germe*, au moment de la conception.
a) Ivrognerie.
b) Emotion.

2. *Par le fœtus,* pendant la grossesse.
a) *Toutes causes déjà mentionnées.*
a) Causes névropathiques.
b) — toxiques.
c) — infectieuses.
d) — des maladies de la nutrition.

b) *Causes dépressives.*
a) Causes hygiéniques.
b) — traumatiques.
c) — psychiques.

C. *Prédisposition acquise à la naissance.*

1. Etat de mort apparente.
2. Forceps, version.

D. *Prédisposition acquise après la naissance.*

1. Défauts d'hygiène.
2. Allaitement.
3. Maladies aiguës. Athrepsie.
4. Convulsions infantiles.
5. Eclampsie de l'adulte.
— puerpérale.

II. *Causes prédisposantes individuelles.*

1. Fréquence.
2. Répartition selon les pays.
3. Sexe.

4. Age. Epilepsie tardive.
Rapports de l'hérédité à l'âge.
— — au sexe et à l'âge.

B. **Causes préparantes.**

I. *Causes préparantes générales.*

1. *Maladies infectieuses et toxiques.*

a) *Maladies aiguës et chroniques.*

Fièvre typhoïde.
Rougeole. Coqueluche.
Scarlatine. Rougeole.
Grippe. Choléra.
Impaludisme.
Syphilis secondaire ; syphilis tertiaire.

b) *Maladies autotoxiques.*

1. *Maladies du sang.*
Anémie simple.
— pernicieuse.
Chlorose. Leucémie.
Scorbut. Hémophilie.
2. *Arthritisme.*
Rachitisme. Rhumatisme déformant.
Goutte. Diabète. Phosphaturie.
Urémie. Maladie de Basedow.

c) *Maladies toxiques.*

1. Alcoolisme chronique.
Absinthisme.
2. Saturnisme chronique.
3. Chloroforme. Ether. Morphine.
4. Tabac.
5. Café.

6. Oxyde de carbone. Traitement mercuriel. Ergotine. Cocaïne. Camphre. Aconit.

2. *Causes psychiques.*

Emotions.
Surmenage intellectuel.

3. *Causes physiologiques.*
Puberté. Menstruation.
Grossesse. Accouchement.
Lactation. Ménopause.

II. *Causes préparantes locales.*

1. *Causes locales agissant directement.*
Foyers. Lésions. Cicatrices.
Tumeurs. Gommes. Porencéphalie de zone motrice corticale.
Fractures. Exostoses du crâne.
Inflammations des méninges.
Hydrocéphalie, Tumeurs, irritant directement ou à distance la zone rolandique.

2. *Causes réflexes.*

A. *Système nerveux central.*

a) *Cerveau* (base).
Kystes apoplectiques.
Cicatrices de nodosités tuberculeuses.
Ulcères gommeux.
b) *Cervelet.*
Tumeurs.
c) *Capsule interne.*
Noyaux gris centraux.
d) *Moelle.*
Lésions.
Compression.
Traumatisme médullaire.

B. *Système nerveux périphérique.*

a) *Nerfs rachidiens.*

Plaies.

Contusions.

Compression. Cicatrices.

Inflammations, intéressant crâne, face, membres, cou, tronc.

b) *Nerfs crâniens.*

1. *Bouche.*

Dents cariées.

Eruptions dentaires.

2. *Nez. Naso-pharynx.*

Tumeurs.

Corps étrangers.

3. *Appareil auditif.*

Corps étrangers.

Inflammations.

Polypes d'oreille externe.

Suppuration d'oreille moyenne.

4. *Appareil visuel.*

Surmenage oculaire.

Strabisme.

Névrite optique.

5. *Larynx*, Polypes.

Trachée : Inflammation.

Poumons. Plèvre.

C. *Système du grand sympathique.*

2. *Tube digestif.*

Indigestion. Repas copieux.

Dilatation d'estomac.

Catarrhe gastro-intestinal.

Diarrhée.

Vers intestinaux.

Prolapsus rectal.

Calculs biliaires.
Coliques hépatiques.

β. *Organes génito-urinaires.*
Coït.
Masturbation.
Excès vénériens.
Phimosis.
Gonorrhée.
Epididymite.
Orchite.
Affections utérines.
— annexielles.
Intervention gynécologique.

3. *Causes circulatoires.*
Maladies du cœur.
Artério-sclérose.
Anémie. Pléthore.
Suppression d'émonctoires.

4. *Sans causes.*
Ni générales.
Ni locales.

C. Causes déterminant le premier accès.

1. *Toutes causes vues précédemment.*

2. *Violentes actions réflexes.*
Eternuement.
Rire.
Insolation.

3. *Surmenage intellectuel.*
— Physique.

4. *Causes physiologiques.*
Sommeil.
Rêves.

D. **Causes influant sur la répétition des accès.**

1. Toutes causes capables de déterminer premier accès.

2. Causes atmosphériques.
   Temps calme.
   — orageux.

3. Influences des heures.
   Nuit. 8 heures du soir à 8 heures du matin.

CHAPITRE III

Nous venons de passer en revue les multiples facteurs que les auteurs ont jusqu'à ce jour signalés. Nous avons vu alors, combien l'hérédité pathologique constituait une lourde charge, mais aussi combien ce mot hérédité était pris dans un sens large. A côté de l'hérédité névropathique, en effet, se place sur un même plan l'hérédité toxique et infectieuse. Nous avons signalé encore comment le germe au moment de la conception, le fœtus pendant la grossesse, l'enfant pendant et après sa naissance, peuvent contracter l'aptitude convulsive, alors même que leur hérédité pathologique n'est point chargée. Enfin, sur un terrain préparé, nous avons montré le rôle indispensable des causes les plus variées : toxiques, infectieuses, psychiques, réflexes qui seules ou réunies provoquent l'éclosion des phénomènes paroxystiques.

Telles sont les idées générales que l'on peut saisir en lisant notre précédent chapitre. Ces idées sont d'ailleurs celles des auteurs classiques, et notre mise au point de la question n'a fait que refléter leurs pensées. Mais outre cette compilation que nous venons de présenter, nous avons voulu faire œuvre plus personnelle.

Dans ce but, nous avons étudié personnellement un

certain nombre de malades, nous avons fouillé les observations d'autres plus nombreux. De ce travail personnel portant sur 160 malades hospitalisés soit au Perron soit aux Chazeaux, ou appartenant à la clientèle des consultations gratuites des maladies nerveuses de l'Antiquaille : Il ressort, que des données nouvelles peuvent être apportées à la question de l'étiologie et particulièrement à l'hérédité en général et à l'hérédité tuberculeuse en particulier. C'est dans le désir d'apporter de nouveaux matériaux que nous publions les 160 observations suivantes dont nous ferons plus loin ressortir la valeur et l'importance.

OBSERVATION PERSONNELLES

A. **Hommes et garçons épileptiques** (80).

1. HOMMES ÉPILEPTIQUES DU PERRON

(Observations recueillies dans le service de M. le professeur agrégé Pic, suppléant M. le Dr Carrier, médecin des hôpitaux ; et dans le service actuel de M. le Dr Chatin, médecin des hôpitaux).

Observation I. — C... J... 42 ans. Père mort à 77 ans. Mère morte poitrinaire à 57 ans. Deux sœurs bien portantes. Pas d'antécédents personnels.

1re crise vers 2 ou 3 ans à la suite d'une frayeur occasionnée par la morsure d'un chien.

Observ. II. — T... P... 27 ans. Père alcoolique âgé de 69 ans, atteint depuis 11 ans de sciatique. Mère morte d'affection indéterminée, âgée de 65 ans. Une sœur vivante âgée de 40 ans, sujette aux migraines, 5 ou 6 frères ou sœurs morts en bas âge. Père et mère alcooliques.

Scarlatine à 9 ans compliquée d'orchite, otorrhée datant de l'enfance après sa scarlatine.

1re crise à 18 ans un mois après une chute sur la tête, chute qui a laissé son empreinte sur le crâne. Pas de prédominance d'un côté.

Observ. III. — P... E... 44 ans. Père mort tuberculeux à

40 ans. Mère morte à 55 ans à la suite de suppurations multiples, aliénée ; antécédents mentaux du côté maternel. Une sœur morte à 20 ans avec des abcès multiples. Un frère en bonne santé.

Le malade : alcoolique (gastrite). Masturbation.

1re crise à 38 ans, sans cause apparente.

Observ. IV. — D... L... 60 ans. Père mort à 70 ans d'affection inconnue. Mère morte à 50 ans tuberculeuse. Pas alcoolique. 9 enfants, 6 morts en bas-âge. 2 morts l'un à 24 ans, l'autre à 26, de tuberculose pulmonaire. Une cousine germaine épileptique.

Le malade : alcoolique, convulsions dans l'enfance, première crise à 15 ans à la suite d'une chute.

Observ. V. — R... J... 60 ans. Père mort à 75 ans de la grippe. Mère morte à 45 ans d'affection inconnue. Un frère mort à 18 ans de convulsions. Un autre de tuberculose à 32 ans. Deux ans de différence entre le père et la mère. Tante maternelle épileptique.

Le malade : à 13 ans 1re crise sans causes, quelques excès éthyliques et de masturbation. Scoliose.

Observ. VI. — P... L... 25 ans. Père mort tuberculeux à 32 ans. Mère bien portante. 2 frères et 1 sœur bien portants. Tante du grand-père maternel épileptique.

Le malade : Bronchite chronique avec emphysème, aurait eu une hémoptysie. Début des crises à 15 ans à la suite d'une vive frayeur.

Mort tuberculeux.

Observ. VII. — Ch. A... 48 ans. Aucun renseignement sur les antécédents, 2 frères et 2 sœurs bien portants.

Convulsions dans l'enfance.

Le malade : première crise à 20 ans à la suite d'une frayeur. Démarche cérébelleuse à la suite d'un accès de mal, il y a 4 ou 5 ans.

Observ. VIII. — B... P... 51 ans. Père et mère morts âgés, d'affections inconnues. Deux ans de différence entre eux. Une sœur et un frère bien portants.

Le malade : aucun antécédent personnel. Début de ses crises à l'âge de 8 ans sans cause apparente.

Observ. IX. — B... J... 23 ans. Rien dans les antécédents. Père et mère bien portants. Mère âgée de quelques mois de plus que le père. Grand-père maternel alcoolique Une sœur morte en nourrice.

Le malade : 1re crise à 6 ans à la suite d'une frayeur. Le malade est alcoolique.

Convulsions dans l'enfance.

Rougeole à 4 ans. Scarlatine à 7 ans.

Observ. X. — M... C... 22 ans. Père mort tuberculeux à 31 ans. Mère vivante très nerveuse. Père était alcoolique.

Le malade : seul enfant du mariage. Rachitisme et convulsions dans l'enfance.

Début des crises à 13 ans à la suite d'une frayeur. Alcoolisme.

Observ. XI. — P... J... 30 ans. Père vivant, très irritable.

Mère vivante et très nerveuse, migraineuse.

Le malade : convulsions dans l'enfance. Rhumes fréquents.

Au régiment, fièvre indéterminée avec otite suppurée. Depuis, troubles de l'ouïe. A la suite d'otite, 1re crise.

Observ. XII. — C... J... 42 ans. Aucun antécédent.

Le malade : alcoolisme. Rapports sexuels avec la deuxième femme de son père. A l'âge de 14 ans, polyurie (6 à 10 litres par jour); début des crises à 13 ans, à la suite d'une frayeur.

Mort bacillaire.

Observ. XIII. — P. . Pierre, 32 ans. Père mort à 56 ans d'entérite tuberculeuse. Alcoolique. Mère bien portante. Deux sœurs qui ont eu des convulsions dans l'enfance.

Le malade : début des accidents épileptiques à 19 ans à la suite d'une très vive frayeur.

Pas d'alcoolisme. Bronchite chronique laissée par une pneumonie contractée à 19 ans. Craquements au sommet droit.

Observ. XIV. — B... Marius, 34 ans. Père inconnu. Mère âgée de 59 ans, souffre de l'estomac. Une sœur bien portante.

Le malade : pas d'antécédents. Crises sans cause apparente, ont débuté en nourrice.

Observ. XV. — I... Gervais, 65 ans. Père et mère morts depuis longtemps. Pas de renseignements : père alcoolique, un frère mort à 45 ans d'une maladie de vessie.

Le malade : pas de renseignements précis. Couvulsions dans l'enfance. Crises au même moment sans cause connue. Disparition des crises depuis longtemps.

Observ. XVI. — M... Antoine, 62 ans. Père inconnu. Mère morte à 75 ans. Sur 9 enfants 3 restent, dont le malade. Pas de renseignements plus précis.

Le malade : marié à 29 ans ; 9 enfants, 7 morts en bas âge. Excès vénériens et alcooliques. Crises à 43 sans sans cause. Eczéma. Tabagisme.

Observ. XVII. — M... Antoine, 22 ans. Père mort à 45 ans d'entérite. Mère vivante, 2 ans de différence entre eux ; 7 enfants, 2 encore vivants, les autres morts en bas âge.

Le malade : convulsions dans l'enfance. Crises survenues à 7 ans à la suite d'une frayeur occasionnée par la vue d'une petite fille tombant du haut mal.

Observ. XVIII. — V.., Pierre, 41 ans. Père alcoolique, mort

à 74 ans. Mère morte à 55 ans de la variole. Un frère bien portant, 2 sœurs mortes dont l'une sourde et muette.

Le malade : goitre. Début des crises à l'âge de 22 ans, à la suite d'une médication pour son goitre, ordonnée par un pharmacien. Quelques excès alcooliques avant les crises. Fièvre typhoïde à 21 ans, lui aurait laissé de la surdité.

Observ. XIX. — G... Cl., 34 ans. Père mort probablement de gastrite. Mère vivante, 3 frères morts jeunes.

Le malade : convulsions dans l'enfance, crises dont on ne peut préciser le début ni la cause.

Observ. XX. — G... P., 50 ans. Pas de renseignements sur les antécédents.

Crises auraient débuté à 6 ans à la suite d'une chute dans l'eau.

Observ. XXI. — G... J., 42 ans. Père vivant. Mère morte aliénée. Ni frère ni sœur. 1 sœur de la mère morte folle.

Le malade : tabagisme. Masturbation. Début des crises à 15 ans à la suite d'une frayeur. Quelques impulsions.

Observ. XXII. — P... J.-C., 52 ans. Père mort à 80 ans, un peu alcoolique. Mère morte à 58 ans, de catarrhe, 4 ans de différence. 1 frère, mort à 48 ans environ, poitrinaire, 1 sœur morte à 57 ans, était épileptique. 1 frère et 1 sœur bien portants. Cousin germain épileptique.

Le malade : convulsions dans l'enfance. Crises ont débuté à à 15 ou 17 ans, sans cause connue.

Observ. XXIII. — D... T., 41 ans. Père mort d'accident. Un peu alcoolique. Mère morte à 63 ans, d'affection inconnue. 1 frère mort en venant au monde, un autre à 17 ans, de fièvre typhoïde, 3 frères en bonne santé.

Le malade : début des accès à 14 ans, à la suite d'une frayeur.

Observ. XXIV. — Ch... G., 31 ans. Père mort à 56 ans, probablement tuberculeux. Alcoolisme. Mère bien portante, 5 frères et 2 sœurs, tous en bonne santé. Père alcoolique.

Le malade : masturbation dès l'âge de 6 ans. Un peu d'alcoolisme. Début des accidents à 19 ans à la suite d'une frayeur.

Observ. XXV. — R... F., 23 ans. Père mort à 53 ans, de petite vérole. Mère bien portante, 5 ans de différence. 1 frère mort en bas âge. Il reste 5 sœurs et 1 frère bien portants.

Le malade : début des crises à 9 ans à la suite d'une frayeur. Hémiplégie à la suite de crises nombreuses.

Observ. XXVI. — Ch... P., 26 ans. Pas d'antécédents héréditaires. Père et mère bien portants, 2 frères et 2 sœurs. Syphilis probable.

Le malade : convulsions dans l'enfance. Début des crises à 5 ans à la suite d'une frayeur.

Observ. XXVII. — M... P., 50 ans. Père mort hémiplégique à 72 ans. Mère vivante. 1 sœur morte à 3 mois.

Le malade : hémiplégie gauche, hydrocéphalie. Début de crises inconnu quant à la date et à la cause.

Observ. XXVIII. — D... P., 65 ans. Père mort à 65 ans d'affection inconnue. Mère morte paralysée et aveugle. 2 ans des différence. 1 sœur morte en bas âge, 1 frère et 2 sœurs.

Le malade : syphilis à 38 ans, 2 ou 3 ans après, épilepsie. Tabes probable. Marié, pas d'enfant.

Observ. XXIX. — M... R., 23 ans. Père mort à 52 ans d'apoplexie. Mère vivante. 2 frères, 1 sœur, bien portants.

Le malade : début des crises à 7 mois, après la rougeole. Idiotie. Pas de renseignements.

Observ. XXX. — Ch... A., 48 ans. Père et mère morts d'affections inconnues. Père alcoolique, 8 ans de différence. Étaient cousins germains. Pas de frère ni de sœur. Début des crises à 5 ans à la suite d'une fièvre typhoïde (convalescence).

Observ. XXXI. - D... C., 56 ans. Père mort à 83 ans. Mère à 53 ans. 1 sœur, morte à 17 ans, d'affection aiguë.

Le malade : syphilis à 18 ans. Marié à 30 ans. Deux enfants morts en bas âge.

Hémiplégie droite à 25 ans. Alcoolisme, quelques excès vénériens. Crises jacksoniennes. Paralysie du moteur oculaire commun. Lésions osseuses de la base du crâne.

Observ. XXXII. — D... L., 50 ans. Père mort à 82 ans, alcoolique. Mère morte à 52 ans. 15 ans de différence. 1 frère et 1 sœur bien portants.

Le malade : marié à 29 ans. Pas d'enfant, un peu d'alcoolisme Tuberculose à 40 ans. 1res crises à 45 ans, à la suite de chagrins.

Observ. XXXIII. — F... J., 28 ans. Père mort à 68 ans, un peu alcoolique. Père prenait des crises. Mère morte. 4 frères morts, l'un épileptique, 2 sœurs bien portantes.

Le malade : convulsions dans l'enfance. Début des crises à 7 ans à la suite d'une frayeur. Hémiplégie droite à l'âge de 23 ans, à la suite d'un état de mal.

Observ. XXXIV. — D... J.-B., 63 ans. Père mort subitement à 73 ans. Mère à 68. Aliénée. 5 frères ou sœurs morts d'affections inconnues, 6 encore vivants.

Le malade : Alcoolisme. Crises à 58 ans à la suite d'une frayeur.

Observ. XXXV. — M... J., 52 ans. Père mort à 60 ans. Mère morte d'hémiplégie. 1 frère mort tuberculeux. 1 an de différence entre le père et la mère. 1 sœur morte à 18 mois

Le malade : crises à 18 ans à la suite d'une frayeur. Exagération des règles et trépidation épileptoïde.

Observ. XXXVI.—V... J.-M., 38 ans. Père alcoolique, mort à 43 ans d'une pleurésie. Mère morte apoplectique.

7 frères ou sœurs : 4 morts en bas âge, 3 vivants ; 1 a eu de la chorée, 1 autre des crises épileptiformes.

Rougeole à 7 ans. Alcoolisme. 1res crises à 27 ans, sans cause.

Observ. XXXVII. — G... A., 37 ans. Père mort à 37 ans, tuberculeux. Mère à 23 ans, tuberculeuse. Une sœur bien portante.

Le malade : Crises à 13 ans 1/2 sans cause appréciable.

Observ. XXXVIII. — P. Étienne, 23 ans. Père inconnu. Mère vivante, atteinte de bronchite bacillaire. Pas de frères ou sœurs.

1re crise à 19 ans à la suite d'une frayeur.

Dédoublement permanent du 2e bruit.

Observ. XXXIX. — B.., 28 ans. Père mort à l'hôpital Saint-Pothin, de tuberculose pulmonaire.

Mère vivante bien portante.

Convulsions dans l'enfance.

La maladie actuelle aurait débuté à 10 ans à la suite d'une violente émotion.

Observ. XL. — Jo..., 18 ans. Père mort d'attaque d'apoplexie à 49 ans. Mère, frères et sœurs vivants, bien portants. 1 enfant bien portant né après lui.

Rougeole bénigne dans enfance.

Masturbation.

Observ. XLI. — Cl... Père alcoolique avéré. Mère alcoolique. 1 frère à l'Antiquaille épileptique et idiot. 1 sœur très névropathe.

Convulsions à 9 mois.

1re crise à 4 ans, à la suite d'un traumatisme (fracture de jambe).

Observ. XLII. — L..., 25 ans. Père et mère, bonne santé.

5 frères ou sœurs, dont 3 morts en bas âge d'affection indéterminée. 2 vivants bien portants.

Rougeole à 6 ans, avec complications de broncho-pneumonie.

1re crise un mois après un traumatisme cranien.

Observ. XLIII. — C..., 16 ans. Père névropathe.

Mère alcoolique invétérée, morte de cirrhose atrophique.

1re crise à 3 mois.

Observ. XLIV. — T..., 22 ans. Père mort à 63 ans, de grippe.

Mère vivante bien portante.

5 frères ou sœurs dont 2 morts en bas âge.

Naissance après un accouchement long et laborieux. État d'asphyxie très marqué.

A 20 mois, méningite, pendant laquelle convulsions du côté droit.

Depuis vertiges et convulsions à droite ; 1re crise d'épilepsie franche à 20 ans.

Observ. XLV. — M..., 23 ans.

Antécédents héréditaires inconnus.

Enfant naturel. 1re attaque convulsive à 16 mois sans cause.

Observ. XLVI. — D..., 26 ans. Père mort de tuberculose pulmonaire à 43 ans. Mère bien portante.

5 frères ou sœurs bien portants.

1re crise dès tout jeune âge, sans cause.

Observ. XLVII. — G..., 30 ans. Père mort à 64 ans, d'affection indéterminée, avait eu hémoptysie, très nerveux.

Mère bien portante.

Convulsions. Hémiplégie gauche infantile avec contractures.

A 8 ans, coqueluche, puis bronchites répétées. Masturbation.

Vertiges à 18 ans.

Observ. XLVIII. — B..., 23 ans. Père et mère bien portants.

4 frères ou sœurs en bonne santé.

1 sœur morte en bas âge.

Observ. XLIX. — R..., 54 ans. Parents morts de vieillesse. 1 sœur en bonne santé, un peu nerveuse.

Ne peut donner de renseignements sur son jeune âge.

1er étourdissement à 51 ans, à la suite d'ennuis.

1re crise à 53 ans.

Observ. L. — Le..., 19 ans. Hérédité inconnue.

1re crise à 6 ans, à la suite de frayeur.

Observ. LI. — B..., 60 ans. Père et mère morts de vieillesse.

Dernier enfant de 10 frères ou sœurs très bien portants.

A 14 ans, 1re crise sans cause apparente.

Observ. LII. — S..., 69 ans. Père mort d'affection pulmonaire, probablement tuberculeuse. Mère morte d'ictus apoplectique. Pas de crises. 5 frères bien portants.

A 8 ans, léger enfoncement cranien au niveau du pariéta droit.

Marié, a 12 enfants, dont 3 morts de tuberculose.

1re crise à 56 ans, sans cause occasionnelle.

Observ. LIII. — B... Joseph, 18 ans Père mort alcoolique, très nerveux.

Mère en bonne santé, mais nerveuse.

2 frères : 1 bien portant, 1 autre mort en bas âge.

Né à terme en état d'asphyxie après application de forceps. A marché à 11 ans.

Convulsions. Crise à l'âge de 8 ans.

Cessation. Reprise à 14 ans à la suite de traumatisme cranien.

2. Hommes des consultations gratuites de l'Antiquaille.

ENFANTS DES CHAZEAUX

(Observations recueillies dans le service de M. le professeur agrégé Pic suppléant M. le Dr Carrier, médecin des hôpitaux.)

Observ. LIV, — K..., 32 ans. Père mort d'affection cardiaque.

Mère bonne santé.

5 frères ou sœurs, 1 mort de tuberculose pulmonaire.

1re crise à 30 ans, sans cause.

Observ. LV. — L... Jean, 21 ans. Père alcoolique.

Mère bien portante.

Dernier de 8 frères ou sœurs tous bien portants.

Rougeole à 3 ans. Fièvre typhoïde à 7 ans.

Observ. LVI. — D... Jean, 36 ans. Père bien portant. Mère prend des crises d'hystérie.

1re crise à 16 ans, survenue sans cause apparente.

Observ. LVII. — C... Joseph, 28 ans. Père mort alcoolique. Grands-parents alcooliques.

Convulsions à l'âge de 3 mois.

1re crise à 16 ans, sans cause.

Observ. LVIII. — I... Charles, 18 ans. Père migraineux. Mère morte de néoplasme œsophagien.

2 sœurs en bonne santé.

Rougeole à 15 mois. Rhumatisme à 6 ans.

1re crise à 6 ans.

Observ. LIX. — J... Joseph, 44 ans. Père et mère morts âgés. Père avait 45 ans, mère 43 au moment de la naissance, 7 frères ou sœurs morts d'accidents, 2 de tuberculose pulmonaire. Variole à 7 ans.

1re crise à 14 ans à la suite d'un choc violent sur la tête.

Observ. LX. — Y... Henri, 20 ans. Pas d'antécédents héréditaires, 8 frères ou sœurs dont plusieurs sont nerveux.

Rougeole à 13 ans.

1re crise à 18 ans à la suite d'une vive frayeur causée par la vue d'un homme tombant du haut mal.

Observ. LXI. — M... Joseph, 31 ans. Père très nerveux à 20 ans, a eu des crises convulsives.

Un frère épileptique et aliéné.

Sourd et muet.

1re crise à 18 ans sans cause.

Observ. LXII. — B... Charles, 31 ans. Père mort alcoolique, avait 41 ans au moment de la naissance de son fils.

Mère rhumatisante avait 26 ans à la naissance du malade.

Convulsions à 2 ans.

Rougeole grave à 3 ans.

Fièvre thyphoïde à 6 ans.

1re crise à 16 ans à la suite de violents chagrins causés par la mort de son père.

Observ. LXIII. — C... Jacques, 45 ans. Père mort d'affection aiguë.

Le malade : a eu 4 enfants, 1 seul est mort en nourrice, les autres bien portants.

Fièvre typhoïde à 17 ans.

Alcoolisme.

Observ. LXIV. — M... Jean, 35 ans. Père alcoolique.

1 frère bien portant, 4 morts de convulsions.

Convulsions dans son enfance.

1er vertige à 21 ans.

A eu 1 enfant bien portant.

1re crise à 34 ans à la suite d'une émotion.

Rétrécissement mitral. Bacillose pulmonaire.

Observ. LXV. — G... Pierre, 9 ans 1/2. Mère bien portante. Père mort d'une pleurésie. Alcoolique.

Convulsions à 2 ans.

A 9 ans 1re crise, 6 mois auparavant grippe violente.

Observ. LXVI. — C... Jules, 29 ans. Père et mère morts d'affection indéterminée.

2 frères morts de convulsions.

1 frère de méningite.

Coqueluche à 24 ans.

1re crise à 3 ans sans cause.

Observ. LXVII. — I... J-Cl., 51 ans. Pas d'antécédents héréditaires.

1re crise à 41 ans à la suite d'une vive émotion.

Observ. LXVIII. — I... Jean, 32 ans. Mère morte tuberculeuse.

3 frères ou sœurs bien portants.

Fièvre typhoïde à 15 ans.

Excès alcooliques et vénériens.

1re crise à 40 ans.

Bacillaire.

Observ. LXIX. — J... Louis, 36 ans. Pas d'antécédents héréditaires.

Convulsions dans l'enfance.

Pneumonie à 19 ans.

Alcoolisme (gastrite alcoolique.)

1re crise à 25 ans à la suite de violents chagrins.

Observ. LXX. — L... Père alcoolique. Mère névropathe, a eu des fausses couches.

1 frère né à 8 mois, mort 8 jours après.

Observ. LXXI. — C... Mère nerveuse a eu vive frayeur, à 3 mois 1/2 de grossesse.

Frère a paralysie infantile.

Observ. LXXII. — D... Alcoolisme du père.

Pas d'autres antécédents.

Observ. LXXIII. — B... Stéphane. Père très alcoolique. Enfant aurait été conçu dans l'ivresse. Frère mort à 9 mois de méningite.

Observ. LXXIV. — M... Adolphe. Syphilis du père, 3 fausses couches de la mère.

Alcoolisme du père. Dans la famille du père plusieurs enfants morts en bas âge d'accidents cérébraux, 1 frère mort à 1 an d'accidents pulmonaires.

1 crise convulsive à 16 mois, suivie d'une parésie notable de tout un côté du corps.

Idiotie. Surdi-mutité vers l'âge de 4 ans.

Observ. LXXV. — F... Laurent. Mère a eu 2 avortements ; le 1er à 7 mois, le 2e à 2 mois 1/2.

Père mort de tuberculose pulmonaire.

Sœur atteinte d'épilepsie.

Observ. LXXVI. — F... Pas d'antécédents héréditaires.

1 frère mort de phtisie, 10 frères et sœurs morts en bas âge.

1re crise à 21 ans, 4 mois après la fièvre typhoïde.

Observ. LXXVII. — F... Louis. Père alcoolique, phtisique. Mère aliénée.

Frère mort d'une paralysie.

Observ. LXXVIII. — B... Jean. Mère tuberculeuse. Père et mère, cousins.

Méningite dans l'enfance.

Observ. LXXIX. — Père prenait des crises. S'est suicidé.

Mère morte à 60 ans d'attaque d'apoplexie.

1 frère mort né, 1 sœur morte à 8 ans de rougeole.

Strabisme G et perte complète de l'acuité visuelle G depuis sa naissance.

Observ. LXXX. — G... François. Père alcoolique, mère bien portante.

L'aîné de 2 autres frères, très bien portants, le dernier mort en venant au monde par difficulté d'accouchement.

Fièvre typhoïde il y a 3 ans.

1re crise en mai 1896. Surmenage à ce moment pour préparer certificat d'études.

Tableau statistique
Hommes et garçons épileptiques (80 malades).

Alcoolisme des parents	27	40
— des malades	13	

Tuberculose des parents	19	35
— des frères ou sœurs	8	
— des malades	7	
— des enfants	1	
— seul facteur en cause		10
Syphilis héréditaire		1
— acquise des malades		3
Epilepsie des parents	4	35
— des frères ou sœurs	6	
Psychoses. Névroses. Nervosisme des parents	15	
Psychoses des malades	4	
Maladies nerveuses des malades	6	
Diathèses ou maladies par troubles de nutrition		3
Maladies nerveuses des parents. (Hémorragie. Ramollissement cérébral. Hémiplégie)		8
Age avancé de la conception ou différence d'âge entre les parents ne dépassant pas 5 ans		9
Consanguinité		2
Mère plus âgée que le père		1
Accidents de la grossesse ou de l'accouchement		2
Convulsions de l'enfance		20
— des frères ou sœurs		4
Polymortalité des frères ou sœurs en bas âge		10
Maladies infectieuses des malades		22
Masturbation et surmenage		11
Frayeurs et émotions occasionnelles		27
Epilepsie traumatique		7
Tabagisme des malades		2
Epilepsie réflexe		4
Etiologie inconnue		15

B. **Femmes et filles épileptiques** (80).

1. FEMMES ÉPILEPTIQUES DU PERRON

(Observations recueillies
dans le service de M. le professeur agrégé Pic.)

Observ. LXXXI. — J..., R., 54 ans. Père mort d'affection inconnue.

Mère morte à 66 ans, emphysémateuse.

1 frère mort à 7 ans et 1 sœur à 4 ans, d'affections inconnues.

1 frère bien portant.

La malade : Carreau à 7 ans. Convulsions à 9 ans.

1re crise d'épilepsie à 24 ans. Atrophie cérébrale infantile, arrêt de développement à droite. Crises de délire furieux.

Pas de tuberculose manifeste actuellement.

Observ. LXXXII. — R..., A., 29 ans. Père mort d'affection inconnue.

Mère bien portante, avait 50 ans à la conception de l'enfant.

2 frères ou sœurs.

1 sœur morte d'affection inconnue.

Pas d'antécédents nerveux.

La malade : manifestations peut-être tuberculeuses dans l'enfance.

Début des crises sans cause à 5 ans.

Observ. LXXXIII. — B..., A., 52 ans. Père mort à 45 ans. Mère très âgée, d'affection inconnue.

4 frères ou sœurs. Aucun renseignement.

La malade : hémiplégie spasmodique survenue à l'âge de 3 ans. Apparition de crises à 25 ans, en même temps que les règles. Crises de délire impulsif. Décédée, autopsie : porencéphalie.

Observ. LXXXIV. — G..., M., 28 ans. Père mort à 30 ans, de fluxion de poitrine. Mère, à 49 ans, d'une affection de la moelle épinière.

Pas de consanguinité. A la naissance de la malade, père 22 ans; mère 31 ans. Un frère mort en venant au monde. Une sœur âgée de 33 ans, vivante, mariée, mère de 3 enfants bien portants.

La malade : pleurésie à 22 ans. Affection cardiaque (insuffisance mitrale, léger rétrécissement). Tuberculose du sommet.

1re crise à 14 ans, à la suite d'une frayeur. Facultés psychiques bonnes.

Observ. LXXXV. — D..., E., 24 ans. Père et mère bien portants. Mère un peu nerveuse. 4 frères ou sœurs. 3 ont eu des convulsions dans l'enfance.

La malade : réglée à 19 ans 1/2. 1re crise à 10 ans sans cause. Tuberculose du sommet droit. État psychique mauvais.

Observ. LXXXVI. — B..., M., 47 ans. Père alcoolique, âgé de 72 ans, est dans l'enfance. Mère morte à 59 ans, d'affection inconnue. 2 frères morts en bas âge. 1 sœur morte à 17 ans, probablement φθ. 1 frère âgé de 32 ans, bien portant.

La malade : 1re crise à 13 ans, à la suite d'une frayeur. Hyperesthésie généralisée. Exagération des réflexes pupillaires.

Rétrécissement mitral. Crises d'impulsions.

Observ. LXXXVII. — N..., J., 47 ans. Mère arthritique. Pas de consanguinité.

La malade : convulsions à 16 mois. Hémiplégie spasmodique infantile. Dents crénelées. Voûte palatine ogivale. Convulsions ont débuté en même temps que les crises, sans cause occasionnelle connue. Signes d'induration au sommet gauche.

Observ. LXXXVIII. — G..., M.-L., 40 ans. Père mort tuberculeux à 25 ans. Mère âgée de 59 ans, atteinte d'affection organique du cœur. A la naissance de la malade, père avait 24 ans; mère, 22 ans. 3 frères ou sœurs morts tuberculeux.

La malade : venue au monde à 7 mois.

1re crise à 15 ans, à la suite d'un accident de voiture, au moment de l'établissement des règles. État psychique bon.

Coqueluche, rougeole à 9 mois, non suivies de convulsions.

A 9 ans, fièvre typhoïde.

Observ. LXXXIX. — B.., L., 19 ans. Aucun renseignement précis sur les antécédents héréditaires. Grand-père alcoolique. Nourrice épileptique. 5 frères ou sœurs : 1 mort de méningite, 1 a eu des convulsions dans l'enfance, les autres bien portants.

La malade : aucun antécédent connu.

A 3 mois 1/2, spasmes convulsifs généralisés.

1re crise à 5 ans, sans cause. Violée à différentes reprises, à 11 ans. Onanisme.

Observ. XC. — R.., J., 22 ans. Mère morte, suites de couches. Père vivant, alcoolique. 1 frère et 1 sœur bien portants.

La malade : convulsions dans l'enfance. Scarlatine et fièvre typhoïde à 8 ans. A la suite de la 1re crise d'épilepsie, hémiplégie spasmodique infantile. Obnubilation intellectuelle profonde. Masturbation.

Observ. XCI. — L..., M., 46 ans. Père mort à 59 ans. Alcoolique et emporté, mort paralysé. Mère épileptique, morte à 54 ans. Une sœur morte épileptique à 40 ans. 2 autres sœurs et frères nerveux.

Début des crises à 23 ans, à la suite d'émotions violentes. Aliénation mentale à différentes reprises. Convulsions dans l'enfance, a pris du bromure. A 8 ans, 1er vertige.

Observ. XCII. — B..., L., 41 ans. Père inconnu. Mère épileptique, morte à 70 ans. Ni frère, ni sœur.

La malade : chorée à 5 ans 1/2. Début des accidents épileptiques en nourrice, probablement sans cause.

Observ. XCIII. — E..., M., 56 ans. Père mort tuberculeux à 56 ans. Alcoolique. A eu 13 frères ou sœurs. Mère morte, à 64 ans, de catarrhe pulmonaire, un peu nerveuse.

1 frère et 1 sœur morts en bas âge.

1 cousin épileptique.

La malade : rachitisme. Dans ses antécédents, privations et contrariétés nombreuses.

1re crise à 18 ans, sans cause connue. Onanisme.

Observ. XCIV. — M... Denise, 32 ans. Père mort tuberculeux. Mère à la suite de fausse couche. Un frère atteint probablement de tumeur blanche du genou, une sœur bien portante.

La malade : scrofule et rachitisme dans l'enfance. Anorexie constante. Coxalgie suppurée à 5 ans. Début des crises à 9 ans, sans cause, alors qu'elle était en traitement pour sa coxalgie. Facultés psychiques bonnes.

Observ. XCV. — G... Augustine, 21 ans, décédée (enfant assistée). Père et mère inconnus. Scarlatine à 4 ans. Érysipèle de la face à 11 ans. Chloro-anémie à 16 ans. Réglée à 16 ans 1/2. 1 mois après établissement de ses règles, 1re crise.

3 crises seulement en sa vie. Frottement péricardique. Albuminurie.

Observ. XCVI. — P... Marie. Père alcoolique violent. Mère bien portante. Pendant la grossesse, vers 5 mois, violente frayeur à la suite de laquelle elle eut un tremblement qui dura 5 jours.

La malade : épilepsie remonterait à l'âge de 6 mois. Ancien mal de Pott probable.

Atrophie et phénomène spasmodique du côté droit.

Observ. XCVII. — H... Marie, 29 ans. Père alcoolique et épileptique, mort à 38 ans en état de crise.

Mère morte en couches à 25 ans.
3 ans de différence entre les deux.
1 frère et 1 sœur morts quelques jours après leur naissance.
La malade : scrofule de l'enfance.
Ostéite malaire φθ. Stigmates hystériques.
1re crise à 16 ans, le jour où elle a été réglée pour la 1re fois.

Observ. XCVIII. — Ch... Brigitte, 28 ans. Père et mère bien portants, 1 an de différence entre eux ; 1 sœur morte à 6 ans, de variole, 1 bien portante.

La malade : frayeur de la mère, enceinte de la malade. Crises ont débuté à 4 ans, sans cause. Hystérie.

Observ. XCIX. — G... Marie-Antoinette, 34 ans. Grand-père maternel nerveux. Père bien portant, âgé de 60 ans, alcoolique. Mère morte à 38 ans d'affection inconnue. 1 frère bien portant, 4 morts en bas âge dont 2 de convulsions.

La malade : mauvais traitements du père.
Hémiplégie spasmodique survenue à 7 ans 1/2,
Athétose.

Observ. C. — M... Philippine, 32 ans. Père rhumatisant, mort à 68 ans d'affection inconnue. Mère âgée de 63 ans.

10 ans de différence, 9 enfants, 8 morts d'affection inconnue. Un frère criminel mort à Cayenne.

La malade : rachitisme. Épilepsie a débuté à 16 ans, en pleine période menstruelle.

Impulsions dangereuses. Onanisme.

Observ. CI. — R... Claudine, 68 ans. Père mort à 66 ans. Mère morte à 48 ans probablement tuberculeuse.

3 frères et 2 sœurs, tous bien portants.

La malade : un peu d'alcoolisme. Mariée, pas d'enfants. Crises survenues à l'âge de 39 ans, un mois après l'énucléation de l'œil gauche.

Observ. CII. — D... Léonie, 24 ans. Père vivant, mère morte à 30 ans de *tuberculose pulmonaire*. 1 frère bien portant.

La malade : scrofule de l'enfance.

Ancien mal de Pott cervical probable.

Exagération des réflexes. Gibbosité. Début des crises à 17 ans, un peu après la mort de sa mère.

Observ. CIII. — V... Louise, 23 ans. Père alcoolique. Mère rhumatisante, tous deux vivants. La mère a pris fréquemment des crises, probablement hystériques. Sœur de la mère φθ. 1 cousine germaine de la mère aliénée. 5 frères ou sœurs bien portants.

La malade : stigmates de dégénérescence. Début des crises à 6 ans, par un état de mal qui survint quelques jours après une chute dans l'eau.

Observ. CIV. — R... Joséphine, 45 ans. Père mort jeune, probablement tuberculeux.

Mère vivante, 3 frères ou sœurs bien portants.

La malade : convulsions dans l'enfance.

Début des crises à 17 ans à la suite de la mort de son père, impulsions.

Observ. CV. — M... Berthe, 34 ans. Père alcoolique mort d'affection inconnue. Mère bien portante, 1 sœur bien portante.

Convulsions à 22 mois 1/2. Idiotie survenue à l'âge de 11 ans après de grandes crises répétées.

Observ. CVI. — F... Fany, 47 ans. Père mort à 53 ans, probablement tuberculeux. Mère à 53 ans ascitique, 1 frère mort de convulsions, 4 frères ou sœurs bien portants.

La malade : convulsions de l'enfance.

Début des crises à 6 ans, quelques mois après une frayeur causée par un commencement d'incendie.

Observ. CVII. — C... Claudine, 74 ans. Père et mère morts

d'affection indéterminée. Frères et sœurs sur lesquels aucun renseignement.

Rougeole et coqueluche dans l'enfance.

Crises à 15 ans, au moment de l'établissement des règles. Crises disparues à 53 ans. A eu 2 enfants morts de convulsions.

Observ. CVIII. — G... Marie-Louise, 26 ans. Père mort à 32 ans d'une affection cardiaque. Mère vivante bien portante. De son 1er mariage 1 enfant : la malade remariée a 4 enfants bien portants.

Nerveuse.

Coqueluche à 12 ans. Vertiges pendant quelques jours suivis de crises. Menstruation s'installe quelques jours après

Hémoptysies et signes d'induration au sommet droit.

Observ. CIX. — D... Claudius, 30 ans. Mère morte tuberculeuse. Père nie l'alcoolisme, est cafetier.

Grand mère paternelle avait des vertiges fréquents avec perte de connaissance.

1 frère et 1 sœur morts en bas âge.

1re crise à 9 mois, en nourrice, à la suite d'une vive frayeur.

Observ. CX. — C... Marie, 55 ans, décédée. Rien à noter chez les ascendants.

Plusieurs frères ou sœurs bien portants.

Mariée à 15 ans, excellente santé jusqu'à 30 ans. A cet âge, frayeur cause une 1re absence, quelques mois après, crises à l'occasion de nouvelles frayeurs.

Observ. CXI. — D... Victorine, 46 ans, décédée. Père mort de méningite tuberculeuse, mère vivante.

Affection aurait débuté à 3 mois par convulsions laissant hémiplégie gauche.

Observ. CXII. — G... Julie, 55 ans. Père mort d'affection inconnue. Mère d'une attaque d'apoplexie, 1 frère idiot.

Variole dans l'enfance. Réglée à 15 ans.

Ménopause à 52 ans, 1re crise à 53 ans sans cause.

Observ. CXIII. — J... Elise, 22 ans, décédée. Père mort d'attaque d'apoplexie.

Mère vivante, rhumatisante.

Consanguinité.

1 sœur morte de méningite.

2 frères vivants et en bonne santé.

1re crise à 15 ans, 6 mois après début de menstruation et 3 mois après une vive frayeur.

Observ. CXIV. — A... Joséphine, décédée. Père mort de cancer de l'estomac. Alcoolisme. Signes de dégénérescence dans la famille paternelle, plusieurs bègues, 12 frères ou sœurs, 8 vivants.

La malade seule épileptique. Plusieurs sont bègues. La 1re crise à 3 mois, sans cause.

Observ. CXV. — B... Virginie, 62 ans, décédée. Mère morte à 60 ans d'affection inconnue.

Père mort à 60 ans de pleurésie.

7 frères ou sœurs, 6 morts en bas âge.

Réglée à 17 ans régulièrement. Ménopause à 40 ans. 1re crise à 60 ans sans cause.

2. FEMMES DES CONSULTATIONS GRATUITES DE L'ANTIQUAILLE

Filles épileptiques des Chazeaux.

(Observations recueillies dans le service de M. le professeur agrégé Pic suppléant M. le Dr Carrier, médecin des hôpitaux.

Observ. CXVI. — L... Laurence, 26 ans. Père probablement tuberculeux.

Mère bien portante.

Début des crises à 13 ans à la suite d'une frayeur.

Observ. CXVII. — D... Claudine. Père alcoolique. Mère morte. Vertiges avec perte de connaissance de la grand'mère paternelle.

1re crise sans cause.

Observ. CXVIII. — R... Antoinette. Père mort d'un cancer de l'estomac, très alcoolique.

Mère morte tuberculeuse.

2 frères morts de méningite.

1re crise à 3 ans.

Observ. CXIX. — G... Christine. Mère a eu plusieurs fausses couches.

1 sœur et 1 frère morts de tuberculose pulmonaire.

Observ. CXX. — C... A., Mère aliénée.

1 frère mort à 4 ans de méningite, 1 fille ayant souvent des migraines.

Observ. CXXI. B... Phtisie du père et de la mère.

6 attaques d'apoplexie du père avec aphasie. Traité par l'iodure.

Observ. CXXII. — B. . Anne-Marie. Mère morte d'une pleurésie a 66 ans, 1 frère mort paralysie générale à Bron, 1 autre frère mort à 3 semaines.

Méningite à 7 ans laissant strabisme.

Observ. CXXIII. — L... Marie, 1 frère mort d'une bacillose pulmonaire à 26 ans.

A 6 semaines, méningite avec hydrocéphalie.

Observ. CXXIV. — D... Fanny. Père alcoolique, mort d'une attaque d'apoplexie. Mère atteinte de rhumatisme déformant.

Observ. CXXV. — P... Benoîte. Père alcoolique.
Mère a eu fausses couches.
Sœur morte en bas âge. Frayeur de la mère à grossesse de 3 mois 1/2.

Observ. CXXVI. — R... Père mort de pleurésie à 42 ans.
Mère morte de granulie.
1 frère mort de convulsions.
1 autre en nourrice.

Observ. CXXVII. — V... Marie. Père alcoolique, mère morte d'une maladie de cœur. Polymortalité des frères et sœurs.
1re crise à 30 ans sans cause.

Observ. CXXVIII. — C... Pauline. Père mort de cirrhose atrophique.
Fausses couches de la mère,
Méningite d'un frère.
Ostéite du cubitus.
1re crise à 6 ans.

Observ. CXXIX. — B... Père mort aliéné.
Mère choréique.
Grand'mère épileptique.
1re crise en nourrice.

Observ. CXXX. — D.., Début à 43 ans. Syphilis tertiaire de la malade.

Observ. CXXXI. — B... Joséphine. Père mort à 32 ans alcoolique.

1 frère mort à 6 mois, l'autre à 2 ans.
Accidents scrofuleux multiples.
Hystérie.
Bronchite tuberculeuse.

Observ. CXXXII. — P... Angèle. 1 frère mort à 21 mois.
Fièvre typhoïde amenant chorée d'une durée de 3 mois, 6 mois après fièvre typhoïde, 1re crise épileptique.

Observ. CXXXIII. — C... Mère hystérique.
Née à 7 mois. Sœur jumelle morte à 7 mois, abdominale.

Observ. CXXXIV. — R... Chute de 2m50 de haut sur la tête.
Père mort d'un cancer d'estomac.
Tante maternelle atteinte d'un cancer.

Observ. CXXXV. — P... Hémiplégie infantile droite. Athétose du membre droit. Epilepsie, pas de renseignements sur antécédents.

Observ. CXXXVI. — D... Père alcoolique. Mère morte d'une attaque d'apoplexie à 68 ans, 1 sœur à Bron.
1re crise dans le jeune âge sans cause.

Observ. CXXXVII. — M... Françoise. Grand-père épileptique.
Père alcoolique mort probablement d'ostéo-arthrite.

Observ. CXXXVIII. — M... Louise. Père alcoolique, mère morte phtisique.
1 frère atteint de bronchite.
1re crise sans cause.

Observ. CXXXIX. — C... Léger alcoolisme du père. Polymortalité des frères et sœurs.
1re crise dans le jeune âge, sans cause.

Observ. CXL. — G... Mère aliénée. 1re crise à 54 ans. 3 enfants morts en bas âge.

Observ. CXLI. — F... Père mort d'une bronchite. Mère, d'une maladie de cœur et rhumatisme. Père et mère cousins.

Observ. CXLII. — J... 7 frères ou sœurs morts au berceau. Épilepsie de la grand'mère. Hystérie et épilepsie de la mère.

Observ. CXLIII. — H..., 25 ans. Alcoolisme du père (absinthe). Frère mort à 7 ans d'une méningite. 1re crise à 8 ans, sans cause.

Observ. CXLIV. — S... Père et mère alcooliques. Rien dans les antécédents personnels.

Observ. CXLV. — G... A. Père et mère cousins germains. Crises de nerfs de la grand'mère. Épilepsie d'une grande-tante paternelle, perte de mémoire, tremblement. Père atteint d'affection nerveuse. 7 enfants, 2 ont eu convulsions après scarlatine, 1 prend crises depuis un an.

Observ. CXLVI. — D... J. Père alcoolique. Convulsions dans l'enfance de la mère.

Convulsions de l'enfant à l'occasion d'une rougeole.

Observ. CXLVII. — P... J. Père alcoolique, boit de l'*absinthe*. Mère morte à 47 ans. 1 frère mort à 4 mois, 1 autre à 7 ans d'une méningite.

Convulsions dans l'enfance.

Observ. CXLVIII. — A... A. 1 sœur morte bacillaire. Malade a hystérie ancienne et concomitante.

Observ. CXLIX. — T... E. Père alcoolique. Mère épileptique.

Observ. CL. — P... R. Plusieurs frères morts de méningite tuberculeuse. 15 frères ou sœurs, 12 sont morts, 3 vivants. 1 sœur est mariée, a eu 8 enfants, 3 morts d'une méningite avant 4 ans. 1 frère tuberculeux. L'autre, notre malade, épileptique.

Observ. CLI. — Père mort à 62 ans d'affection indéterminée. Alcoolique. Mère morte d'une affection cardiaque, a eu 11 enfants. 6 sont morts en bas âge. 1 frère reste idiot à la suite de convulsions de l'enfance. 2 frères morts à 56 ans d'une attaque d'apoplexie, ainsi que 1 sœur qui a eu 13 enfants dont 2 morts de convulsions et 1 de coqueluche. La malade n'a pas eu de convulsions; mariée, a eu une seule fausse couche à 4 mois 1/2. 1re crise à 14 ans. Tabes de la malade.

Observ. CLII. — R... Père alcoolique.

Malade : hystérie avec hémianesthésie; depuis 1 an crises épileptiques franches.

Observ. CLIII. — A... A. Sœur morte tuberculeuse. Père mort à 42 ans.

Malade : hystérie concomitante.

Observ. CLIV. — C... C. Mère morte tuberculeuse à 33 ans. Père bien portant.

5 frères ou sœurs, dont 1 mort à 6 mois de méningite, 1 autre en naissant, 1 d'affection indéterminée en bas âge, 1 enfin à 2 ans 1/2 du croup.

Convulsions dans l'enfance.

Reprise des crises à 17 ans.

Observ. CLV. — S... M. Alcoolisme du père. une fausse couche de la mère. Père et mère cousins germains.

Observ. CLVI. — L... M. Mère prenant crises nerveuses ndéterminées, morte d'un cancer à 40 ans. Père alcoolique. 3 frères : 2 morts en bas âge, 1 âgé de 2 ans, bien portant.

Observ. CLVII. — C. . F. Mère morte d'une maladie de cœur. Père alcoolique.

Méningite dans l'enfance.

Obsrev CLVIII. — P... M. Père alcoolique. 1 crise convulsive de la mère pendant la grossesse du malade. 2 frères ou sœurs ayant eu des convulsions.

Observ. CLIX. — C. M. Père alcoolique. Épilepsie d'un cousin paternel. Accouchée au forceps. Sœur morte de tuberculose. A 1 enfant idiot.

Observ. CLX. — S... B. Père alcoolique (absinthe) et épileptique.. Accouchement prématuré à 8 mois de la mère.

Tableau statistique.
Femmes et filles épileptiques (80 malades).

Alcoolisme des parents	33	
— malades	1	34
Tuberculose des parents.	28	
— frères et sœurs	10	
— malades	16	54
— seul facteur en cause . . .	15	
Syphilis acquise des malades	1	
— des parents	2	
Epilepsie des parents	14	
— frères ou sœurs.	1	37
Psychoses. Névroses. Nervosisme des parents	17	
— des malades.	5	

Maladies nerveuses des malades	15
— liées aux troubles de la nutrition. . .	3
— nerveuses des parents (Hémorrhagie. Ramollissement cérébral. Hémiplégie).	7
Age avancé de la conception, ou différence d'âge entre les parents, ne dépassant pas 5 ans. . .	4
Consanguinité	4
Mère plus âgée que le père.	1
Accidents de la grossesse ou de l'accouchement .	6
Convulsions de l'enfance.	12
Frères ou sœurs ayant eu des convulsions . . .	8
Enfants ayant eu des convulsions	1
Polymortalité des frères ou sœurs en bas âge . .	6
Maladies infectieuses des malades.	13
Masturbation et surmenage	7
Frayeurs et émotions occasionnelles	12
Epilepsie traumatique.	1
Début des crises avec les règles.	8
Etiologie inconnue.	13

Il résulte de la lecture de nos 160 observations personnelles, de la vue de nos tableaux statistiques que presque tous les facteurs incriminés dans notre étude générale, sont représentés dans notre tableau mais dans des proportions bien différentes il est vrai.

Et d'abord il est intéressant de constater parmi les causes préparantes et déterminantes l'action des maladies infectieuses qui viennent en quelque sorte profiter de la vulnérabilité d'un terrain préparé par l'infection même, l'intoxication ou la névropathie.

Le nombre des infections relevées chez les malades est de 39, c'est-à-dire 24,10 pour 100.

Ce chiffre est certainement au-dessous de la vérité,

car il existe souvent des maladies infectieuses de la toute enfance qui passent inaperçues.

Sur ce nombre de maladies infectieuses, on doit relever 12 fièvres typhoïdes.

La syphilis acquise est peu notée. Nous avons seulement mentionné 3 cas.

Ce chiffre paraît bien faible. Il est vrai que la vérole est souvent ignorée du malade.

Les émotions, surtout dépressives, sont, d'après nos relevés, des facteurs importants à signaler. Trente-neuf fois elles ont été constatées, c'est-à-dire 24,10 pour 100.

Enfin, en terminant les causes provocatrices, rappelons que pour 28 cas, aucun facteur n'a pu être décelé.

Mais ce n'est point l'étude de ces causes occasionnelles qui est intéressante pour nous. Nous n'y insisterons d'ailleurs pas, nous réservant pour l'étude de l'influence de l'hérédité.

Rôle de l'hérédité en général et de l'hérédité tuberculeuse en particulier.

Ce qui frappe tout d'abord, c'est l'importance des tares héréditaires, mais des tares envisagées dans le sens le plus large.

On est surpris de voir que sur 160 cas, 30 cas seulement échappent à l'influence de l'hérédité.

Mais si nous saisissons nettement la part considérable des tares ancestrales, nous voyons aussi qu'elles peuvent être sous la dépendance de l'hérédité névropathique, de l'hérédité toxique, de l'hérédité infectieuse.

Si l'on jette un regard sur les livres, les statistiques anciennes, on voit que l'hérédité névropathique est sinon seule en jeu, tout au moins domine de beaucoup la scène.

Féré lui-même y insiste tout particulièrement. Il détache même de ses statistiques la migraine, qui serait souvent rencontrée chez les ascendants.

Si nous en jugeons par notre statistique, le rô lede la névropathie est encore considérable, mais il ne surpasse pas les autres facteurs des tares héréditaires. Si l'on réunit l'hérédité similaire, l'hérédité dite de transformation et même les maladies nerveuses, les psychoses des malades, on arrive à un chiffre de 87 cas, soit 54,36 pour 100. Cette proportion considérable dépasse celle de l'hérédité alcoolique, mais n'atteint pas la proportion de l'hérédité tuberculeuse.

L'*hérédité alcoolique* a une action considérable. Nous avons noté 74 cas d'alcoolisme, soit 46,25 pour 100. Son influence seule est manifeste dans de nombreux cas, mais souvent elle agit de concert avec la tuberculose. Cette double action nocive, crée une tare dégénératrice puissante que nous avons souvent relevée dans nos observations.

Ce rôle de l'alcoolisme est bien connu aujourd'hui. Si les auteurs ont tardé à le découvrir, actuellement après l'apparition des travaux nombreux, des statistiques consciencieuses, son importance lui a été restituée.

Mais il n'en est point de même pour *l'hérédité tuberculeuse*. Son action est constatée, mais n'est pas mise en évidence. Elle ne ressort pas dans les statistisques. Et cependant si nous regardons en arrière, nous voyons que des noms célèbres dans l'histoire de l'épilepsie ont attiré l'attention des cliniciens sur l'importance de ce facteur héréditaire. Moreau de Tours, fut un des premiers qui signala la tuberculose et insista particulièrement sur son action nocive. Après lui, Echeverria, Gowers relevèrent dans leurs statistiques beaucoup d'antécédents héréditaires tuberculeux.

Echeverria ne fait pas seulement la constatation, il estime qu'il y a une relation causale entre les deux maladies. Il cite le cas d'une malade qui, n'offrant aucune trace de névrose héréditaire s'est vu enlever son père, sa mère et six frères ou sœurs de phtisie, elle seule est survivante et se trouve atteinte d'épilepsie.

Mais, plus récemment, il semble qu'en France et à l'étranger se dessine un mouvement en faveur de la tuberculose. Nos connaissances en pathologie générale, en bactériologie, ont permis de mieux préciser le rôle de l'hérédité tuberculeuse.

Béchet, Maupaté signalent l'importance de l'hérédité tuberculeuse. Dufour, cette année même, dans un article sur le rôle de la tuberculose en pathologie nerveuse, y insiste tout particulièrement. Enfin Rossi, en dépouillant les observations de 1000 épileptiques, en a découvert une notable proportion.

Si on lit nos observations, on est frappé de voir avec quelle persistance reviennent dans les antécédents héréditaires des malades, les constatations de « père poitrinaire », mère, frères, morts de tuberculose pulmonaire ou atteints de tuberculose locale.

L'hérédité tuberculeuse arrive, en effet, dans notre

statistique, au tout premier rang. Nous avons constaté 89 cas, soit 55, 62 pour 100. C'est ce point qui nous arrêtera plus particulièrement.

Pour bien saisir l'importance du facteur de la tuberculose, il faut lire et relire des observations des plus suggestives. C'est pourquoi nous croyons utile de présenter quelques observations en quelque sorte typiques.

Dans, un premier groupe qui comprend 25 épileptiques, nous montrerons des malades où la tuberculose est seule en cause.

Ainsi, combien est intéressante l'observation de cette femme, M... Denise (obs. XCIV). Son père est mort de tuberculose pulmonaire. Un frère de la malade est atteint de tumeur blanche du genou. Les renseignements pris sur elle sont des plus intéressants. Elle a été scrofuleuse et rachitique dans son enfance. A cinq ans, elle fut atteinte de coxalgie suppurée et les premières crises apparurent, alors qu'elle était en traitement pour cette même affection.

La simple lecture nous montre bien qu'il est difficile de ne pas rapporter tous les phénomènes, aussi bien nerveux qu'articulaires à une imprégnation bacillaire antérieure.

Tout aussi suggestive est l'observation LXXXVIII. Nous avons un père mort tuberculeux à 25 ans, 1 an après la naissance de la malade.

Auparavant, il avait eu 3 enfants morts tuberculeux. Le seul enfant survivant, qui est notre malade, prend sa première crise à la puberté.

Nous pourrions multiplier à l'infini ces observations

et citer successivement les observations (XXXVII, LXI, III, IV, VI, CXXII, CXXIII, CXXVI, CL, etc.)

Dans un autre groupe, nous pouvons noter des observations où alcoolisme et tuberculose se rencontrent.

Ainsi, dans l'observation XIII,le père du malade est atteint d'entérite tuberculeuse et d'alcoolisme. Deux sœurs ont eu des convulsions dans l'enfance.

Le malade a pris sa première crise à 19 ans. Depuis cette époque il est atteint de bronchite bacillaire et l'on constate des craquements nets au sommet droit. Semblables sont les observations IX, XXXVI, LXV, etc. Dans ces cas, comme d'ailleurs dans tous ceux où il y a réunion de ces deux tares, c'est l'alcoolisme qui précède et permet l'arrivée de la bacillose.

Enfin, on pourrait dans un troisième groupe ranger les cas où l'hérédité tuberculeuse est à côté de l'hérédité névropathique. C'est le cas des observations III, IV et VI.

Ainsi nous venons de voir des observations assez typiques. A ceci on pourrait peut-être objecter qu'il n'y a rien d'étonnant à ce que le facteur héréditaire tuberculeux sait plus fréquemment constaté, alors que la tuberculose est de plus en plus répandue.

Mais on sait aussi que la tuberculose entre dans la proportion d'un quart,alors que nous avons 89 malades sur 160 entachés de tare tuberculeuse. Ce chiffre est trop élevé pour voir dans cette proportion un contre-coup de la dissémination de la bacillose.

Il faut donc admettre que, dans certains cas, les parents tuberculeux transmettent non seulement le

« terrain », mais la « graine » à leurs descendants.

Les enfants subissant l'imprégnation bacillaire ont leur système nerveux central impressionné par la toxine tuberculeuse. Cette toxine entraîne-t-elle des troubles vaso-moteurs, des troubles dynamiques simplement ou crée-t-elle des lésions ? Ce point est encore hypothétique et il n'appartient pas au clinicien de le découvrir. Mais de quelque manière qu'elle agisse, elle prédispose le terrain et le rend apte à réagir par des décharges lorsque les causes quelconques infectieus[illegible] plus souvent, toxiques, réflexes quelquefois, vienc[illegible] rompre l'harmonie de ce système nerveux ém[illegible]ment vulnérable.

Belous, dans sa thèse, insinue des idées semblables en s'appuyant sur les opinions de Marie Lemoine, Pierret. « On peut bien admettre, dit-il, qu'une évolution infectieuse s'étant passée dans les régions motrices pendant la vie intra-utérine pourra donner naissance à un état convulsif que l'on a trop de tendance à considérer comme héréditaire au sens étroit du mot. »

Nous voudrions donc faire ressortir de ces constatations sur les rapports de l'épilepsie et de l'hérédité tuberculeuse le besoin absolu, lorsqu'on fait une enquête sur les antécédents morbides d'un épileptique, de rechercher les antécédents bacillaires, comme on le fait depuis longtemps pour les antécédents *alcooliques* et *névropathiques*. Car, sans être tout aussi affirmatif que Dufour estimant « qu'il est bon nombre de malades qui entrent dans la pathologie nerveuse par la tuberculose et non dans la tuberculose par une affection nerveuse », nous prétendons que l'hérédité tuberculeuse, du moins en ce qui concerne l'épilepsie, doit être considérée comme un facteur aussi puissant que l'hérédité toxique et névropathique.

En résumé, nos recherches personnelles nous amènent à la conclusion qu'à côté de l'hérédité similaire de l'hérédité névropatique en général, de l'hérédité alcoolique, les modifications imprimées au germe par les maladies infectieuses des parents ont une importance prédisposante de premier ordre dans la genèse de l'aptitude convulsive, substratum de l'accès épileptique.

Parmi ces maladies infectieuses, il en est une, la tuberculose, dont l'importance de tout premier ordre n'a jusqu'ici pas été suffisamment mise en évidence; et qui ressort très clairement, tant de nos statistiques générales que de l'étude critique de la plupart de no observations en particulier.

CONCLUSIONS

I. Parmi les causes *prédisposantes* de l'épilepsie dite essentielle, on note :

a) *Une prédisposition héréditaire* sous la dépendance d'une :

1. Hérédité névropatique.
2. — toxique.
3. — infectieuse.
4. — liée aux maladies de la nutrition.

b) *Une prédisposition acquise* :

1. A la conception.
2. Pendant la grossesse et l'accouchement.
3. Après la naissance.

II. Parmi les causes *préparantes ou déterminantes*, on note ;

1. *Des causes générales.*

a) Infectieuses.

b) Toxiques.

c) Autotoxiques.

Psychiques ou physiologiques.

2. *Des causes locales.*

a) Réflexes.

b) Circulatoires.

III. De nos 160 observations personnelles il résulte que, parmi les *causes déterminantes*, les maladies infectieuses des malades, les émotions arrivent en première ligne, avec une proportion de 24,10 pour 100 ; viennent ensuite les causes inconnues, avec 17,41 pour 100 ; les causes dites réflexes, avec 4 cas seulement. Enfin, dans les antécédents personnels des épileptiques, on constate des maladies nerveuses dans une proportion de 13 pour 100, et une polymortalité des frères et sœurs avec un pourcentage de 11,09 pour 100.

IV. Il résulte encore que, parmi les causes prédisposantes, l'hérédité *tuberculeuse* occupe le premier rang avec une proportion de 55,62 pour 100 ; viennent ensuite *l'hérédité névropathique* avec 54,36 pour 100 de cas, et *l'hérédité alcoolique* avec une proportion de 46,25 pour 100.

V. De nos statistiques envisagées en général, de nos observations personnelles prises en particulier il ressort nettement le rôle considérable de la tuberculose parmi les facteurs héréditaires de l'épilepsie.

INDEX BIBLIOGRAPHIQUE

Adenot et Carrier, Trépanation dans un cas d'épilepsie corticale reconnaissant pour cause un gliome de la région rolandique supérieure (Archives provinciales de chirurgie, 1896).

Adenot, Ostéome des fosses nasales; crises épileptiformes (Lyon médical, 1895), nos 17 et 18).

Ackermann, Contribution à l'étiologie de l'épilepsie (goutte) (Zeitschr. für die Behandlung Schwachsinniger und Epileptiker, 1897. Nos 2 et 3).

Angelillo, Toxines et phénomènes nerveux. Auto-intoxication, par Bact, coli avec sympt. épileptiforme. (Boll. di Societa di nat. in Napoli, 1897-1898, X.)

Aronson O., Sur l'hérédité dans l'épilepsie (dissertation inaugurale, Berlin, 1894. Neurolog. Centr., 1894, vol. XIII, 631).

Brown-Séquard, Faits nouveaux établissant l'extrême fréquence de la transmission par hérédité d'états organiques morbides produits accidentellement chez les ascendants (Communication à l'Académie des sciences, 1882).

Burlureaux, Epilepsie, article du Dictionnaire de Dechambre, 1887.

Bacon, Relations rectales et anales de l'épilepsie (Chicago médical standard, 1895, janvier).

Bessières, Contribution à l'étude de l'étiologie de l'épilepsie (th. de Bordeaux, 1895-96).

Bleile A.-M., La cause de l'épilepsie (Trans of the Ohio med. Society Nouvalk, 1897).

Boeri, Epilepsie par influenza (Rif. med., 1894, X, 214).

Boulay, Crises épileptiformes et hypertrophie des amygdales (Annales des maladies de l'oreille et du larynx, 1896, n°6).

Bourneville et Rellay, Hémiplégie et épilepsie consécutives à l'alcoolisme infantile (Gaz. hebdomadaire, 1897, n° 26).

— et Dardel, Epilepsie consécutive à une fièvre typhoïde. (Progrès Médical, 1898, n° 12, p. 177).

Breitung, M., Un cas d'épilepsie après une longue douche sur la tête (Deutsche med. Wochenschr, 1898, 39).

Bullen John, Revue de l'influence des agents réflexes et toxiques sur la folie et l'épilepsie (Journal of ment. science, 1895 avril; voir Archives de neurologie, 1896, p. 224).

Belous, Etudes sur les phénomènes morbides liés à l'action exercée par les maladies infectieuses sur les centres nerveux (th. Lyon, 1888).

Binswanger, Die Epilepsie (Wien, 1899).

Ballet et Faure, Attaques épileptiformes produites par l'intoxication tabagique expérimentale (Revue neurologie, 1899, p. 383).

Bèchet, Conditions biologiques des familles d'épileptiques (Archives de neurologie, mars 1899, p. 202-209).

Bratz, Alcool et épilepsie (Allg. Zeitschr. f. Psych.), Bd. LV, 334, 1899).

Carrier Albert, Cliniques de l'Antiquaille sur l'épilepsie, 1883.

Cadéac et Meunier, Académie de médecine, 10 septembre 1889 (Semaine médicale, p. 338).

Chaslin, Archives de médecine expérimentale et d'anatomie pathologique, 1891.

Cautru, Complications nerveuses de l'entérite muco-membraneuse (Med. mod., 1895, n° 4).

Capps, Surmenage oculaire et épilepsie (The New-York medical Journal, 1899).

Chambrelent, Epilepsie pendant la grossesse (Gaz. hebdomadaire, 1899).

DELASIAUVE, Traité de l'épilepsie, 1854.

DEJERINE, Hérédité dans maladies du système nerveux (thèse d'agrégation, 1886).

DOPPER, Rapports de l'endocardite avec l'épilepsie (dissertation Bonn, 1897).

DAVIDSON, Epilepsie et autres symptômes cérébraux résultant de mauvaises conditions des prisons (The Lancet, 1896, 7 mars).

DIXON W.-A., Observations sur des cas d'épilepsie à la suite de blessures à la tête dans l'enfance ou la première jeunesse (New-York med., 1896, n° 22).

DUPRÉ et LEFÈBVRE, Epilepsie d'origine gastrique, Nord medical, 1898.

DEBIERRE, L'hérédité normale et pathologique, collection Critzmann, 1897.

DIDE, Valeur de la fièvre typhoïde dans l'étiologie de l'épilepsie (Revue médecine, 10 février 1899, p. 150).

DUFOUR H, Rôle important de la tuberculose en pathologie nerveuse (Revue neurologie, n° 3, 1900).

— Considérations cliniques sur l'avenir des convulsions infantiles (Rev. de neurologie, 527, 1899).

DREYFUS J. Crises épileptiformes provoquées par un bouchon de cérumen (Lyon médical, 23, 1900).

EBSTEIN, Des rapports entre le diabète sucré et l'épilepsie (Semaine médicale, 1896, n° 16).

— Sur la simultanéité de l'épilepsie et du diabète sucré. (Deutsche. med. Wochenschr., 1898.)

FÉRÉ CH., Les épilepsies et les épileptiques. Paris, 1890, Alcan.

— Accès périodiques de perversion instinctive chez un goutteux. (Flandre, méd., 1894, juillet.)

— Excès vénériens et épilepsie. (Comptes rendus hebd. des séances de la Société de biologie, 1897, p. 331.)

— Épilepsie et tuberculose. (Flandre, méd., 1895, n° 16).

— Masturbation et épilepsie. (Méd. mod., 1897.)

— Maladies nerveuses et épilepsie. (Méd. mod., 1897.)

Féré Ch., Épilepsie à manifestation gastrique. (Société de biologie, 1898, n° 3.)

Ferrarini, Épilepsie par auto-intoxication d'origine hépatique. (Riv. Quind. di psicol psich neuropatol., 1898.)

Fletcher, L'origine auto-toxique de la folie et de l'épilepsie. (Indiana med. journal, Indianapolis, 1897, XVI.)

Fleury de M., Recherches cliniques sur l'épilepsie et sur son traitement, 1900.

Gowers, De l'épilepsie et autres maladies convulsives chroniques. (Traduction de l'anglais par Alb. Carrier. Masson, 1883.)

Gélineau, De l'épilepsie diabétique. (Presse méd., 1897, n° 9.)

Gouget A., Maladie bronzée avec attaques épileptiformes (Bull. de la Société anatomique, 5-11 juillet, 1897.)

Harris, Épilepsie réflexe (The Lancet, 1897, p. 537.)

Heimann, L'épilepsie comme phénomène d'abstinence dans la suppression de la morphine. (Festival Nietleben, 1897, Neurol. Centr. 1894, 496.)

Henderson, L'hérédité comme facteur étiologique dans l'épilepsie. (New-York, med. Record, 1895, décembre.)

Hodgson, Convulsions épileptiformes réflexes du prépuce. (Alienist. et Neurologist., 1897, XVIII.)

Hochhaus, Sur la calcification précoce des vaisseaux cérébraux comme cause de l'épilepsie. (Neurol. Centr., 1892, XIII, 22.)

Hubergritz, Épilepsie à la suite de maladie de cœur. Internat. (Klin. Rundschau, 1894, n° 8.)

Jacoby, Épilepsie diabétique acétonique. (New-York, med. Jal, 1895, n° 10).

Jarnatowski, Épilepsie réflexe à la suite de gonitis tuberculeuse. (Dissertation inaugurale, Leipzig, 1897.)

Jolly, Sur l'encéphalopathie saturnine. (Charité Annalen, 1894.)

— Sur l'épilepsie traumatique et son traitement. (Charité Annalen, 1894.)

Joffroy, De l'épilepsie et des convulsions dans l'expérimentation animale. (Rev. de neurologie, 3, 1900.)

JOFFROY, De l'aptitude convulsive, des rapports de l'alcoolisme et de l'absinthisme avec l'épilepsie (Gaz. Hebd., n° 12, 1900.)

KJELMANN, Accès épileptiformes provoqués par des altérations dans la cavité nasale. (Berl. klin. Woch., 1894, n° 13).

KIRKENDALL, Épilepsie et strabisme. (New-York, med. journal, 1897, n° 16.)

KOGEL, Sur la maladie de Basedow et sa relation avec l'épilepsie. (Dissertation, Berlin, 1895.)

KRAFFT-EBING, Rapports entre la migraine et l'épilepsie. (Neurol. Centr., 1897, XVI, n° 5.)

KOWALEWSKY, Épilepsie syphilitique (Berl. klin. Woch., 1894, n° 14).

— Contribution à l'étude de l'épilepsie toxique et son traitement (Arch. psichiatry, etc., 1897, XXIX, 2).

LEMAIRE, Épilepsie pneumomique (Rev. Médecine, 1888).

LABATT DE LAMBERT, Contribution à l'étude de la pathogénie et du traitement de l'épilepsie (th. de Paris, 1896).

LAMANDE, Étude sur les convulsions épileptiformes produites par les injections d'eau ou de liquide dans la cavité pleurale (th. de Paris, 1896).

LEMOINE, De l'épilepsie d'origine cardiaque (Rev. méd., 1887).

— Note sur la pathogénie de l'épilepsie (Progrès médical, 1888, n° 16, p. 298).

— De l'épilepsie par chloro-anémie et de son traitement (Journal de méd. de Paris, 1897).

LANNOIS, Épilepsie *ab aure laesa* (Annales des maladies de l'oreille, larynx, nez, 1899, p. 385, 389).

LÜTH (Wiehlgarten). Épilepsie tardive (Allg. zeitsen f. Psychiatrie, 4 août 1899).

LUCCHESI, Épilepsie psychique tardive chez les aliénés (in Il Manicomio moderno, an XV, n° 12, p. 152, 1899, 2 obs.).

LANGE, Contribution statistique à l'étiologie de l'épilepsie (Psychiatr. Wochenschr., 1899, nos 35, 36)

LEVINOWITSCH, Recherches bactériologiques sur le sang dans l'épilepsie (Centr. für Gynekologie, 18 novembre 1899).

MARIE, Note sur l'étiologie de l'épilepsie (Progrès médical, 1887, n° 44, p. 337).

— Infection et épilepsie (Semaine médicale, 1892, p. 282).

MAHNERT, Fr., Contribution à l'épilepsie du cœur (Wien medic. Woch., 1897, XLVII, 33).

MORIN, Étiologie et traitement de l'épilepsie (Rev. méd. de la Suisse rom., 1896, n° 12).

MORSELLI, Épilepsie traumatique (Rif. med., 1895, XI, n° 3).

MOUFLIER, Épilepsie déterminée par un corps étranger de l'oreille (Union méd. du Nord-Est, 1896, novembre).

MOURATOFF, Lésions cérébrales précoces et épilepsie (Revue de neurologie, 1897).

MARINESCO et SÉRIEUX, Essai sur la pathologie et le traitement de l'épilepsie (Mémoires de l'Académie de méd. de Belgique, 1895, Bd. XIV, 2).

MAUPATÉ, Étiologie et nature de l'épilepsie tardive chez l'homme (Ann. méd. psych., juillet, 1896).

MARBRUCH, Sur un cas d'épilepsie chez un mangeur de grains de café. (Wiener klinisch Rundschau, 1899. n° 21.)

MARANDON DE MONTYEL, Impaludisme et épilepsie. (Revue de méd., 1899, p. 920.)

MARFAN, Épilepsie liée à une méningo-encéphalite chronique consécutive à une gastro-entérite des nourrissons. (Bulletin méd., 16, 1899)

MULLER, Société des sciences médicales de Lyon, 15 novembre. Exostoses rhumatismales de l'os frontal. Crises épileptiques.

MUHLIG, Accès épileptiformes pendant la convalescence de fièvre typhoïde. Munchener medicinisch Wochenschrift 1900, n° 7, p. 221. (Presse médicale, 39, 1900.)

NEUMANN, Sur les relations entre l'alcoolisme et l'épilepsie. (Dissertat., Strasbourg, 1897.)

OSSIPOFF, De l'origine corticale des accès épileptiques provoqués chez un chien par l'intoxication absinthique. (Revue de neurologie 1897, n° 11.)

PARISOT, Crises épileptiformes d'origine cardiaque. (Rev. méd. de l'Est, 1896, avril.)

PICHENOT, A propos d'un cas d'hyperostose cranienne chez une femme épileptique. (Sem. méd., 1896.)

RAYMOND, De l'hérédité en pathologie nerveuse. (Bulletin médical, 1895, n° 27 et 28.)

RANNEY, Le strabisme comme cause d'épilepsie. (New-York méd. Jal., 26 décembre 1896, 2 et 9 janvier 1897.)

REDLICH, Épilepsie sénile. Club médical de Vienne. (Extrait dans Gaz. hebdomadaire, 1er février 1900.)

ROSSI GIOVANNI, Rapports entre la tuberculose et les névropathies. (Gaz. Ospedale degl. dell Clininisen, 1900, n° 151, p. 1593.)

SCHONWALD, Généralités et particularités sur l'épilepsie et ses relations avec les tumeurs du cerveau. (Dissert., Berlin, 1895.)

SEELIGMULLER, Contributions cliniques à l'épilepsie réflexe. (Festival pour le 25e anniversaire de l'établissement provincial de Nietleben. Leipzig, 1897.)

SENN, Oophorectomie et épilepsie. (Med. Stand, juin 1896.)

SIETHOFF, Epilepsie réflexe d'origine nasale. (Monatschr. fur Ohrenkeilk., 1895, n° 3.)

SOKOLOFF, Sur l'influence des variations atmosphériques et particulièrement du magnétisme terrestre sur les accès épileptiques. (Arch. fur Klin und forensische Psychiatrie 1897.)

SPEZIALE, Deux cas d'épilepsie motrice réflexe motivée par un calcul de la vessie. (Atti dell XI congresso med. int., 1895 IV.)

SPILLMANN ET ÉTIENNE, Crises épileptiformes par suite d'exostose syphilitique du crâne. (Sem. méd., 1896, Bd. XVI.)

STERN, Épilepsie alcoolique. (Med. News, 1897, LXXI, 355.)

STOWER, Maladies des yeux cause d'épilepsie. (Klin. Monatschr fur Augenheilk, 1898, XXXII, 289.

SPRATLING EDGAR, Épilepsie et digestion. (The New-York medical journal, 1er octobre 1898.)

Stintzing d'Iéna, Rapports de causalité entre cardiopathie et épilepsie. (Arch. fur Klin. med., Bd. LXVI, 1899.)

Salgo, Rapports pathologiques entre l'intoxication alcoolique et l'épilepsie. (Pester medic. chirurg. Presse. 1899. N° 42.)

Schupfer Ferrucio de Rome, L'épilepsie sénile et cardio-vasculaire. (Monatschrift für Psychiatrie und Neurologie, avril 1900.)

Satullo, Épilepsie réflexe consécutive à aménorrhée virginale. (Gaz. degli Osped., 4 mars 1900.)

Teissier, Des crises d'épilepsie liée à l'arthritisme. (Lyon médical, 1885.)

Torchio, Un cas d'épilepsie provoqué par les affections rhino-auriculaires. (Gaz. degli Ospedal, 1897 avril.)

Tschirchw, Épilepsie à la suite de coït interrompu. (Neurolog. Centr. 1897, XVI 699.)

Toulouse et Marchand, Trépanation et ovariotomie provoquant l'apparition de l'épilepsie. (Bulletin méd 1899 p. 269.)

Taillade, Oreille et épilepsie (thèse Lyon 1899).

Vöisin et Petit, De l'intoxication de l'épilepsie. (Arch. de Neurol gie, 1895.)

Voisin, L'èpilepsie (Paris, 1896).

Warthmann, Alcoolisme et épilepsie dans leurs relations réciproques. (Dissertation Leipzig 1896. Arch. fur Psych., 1897, 933.)

Watkins, Relations utéro-ovariennes de l'épilepsie (Chicago, med. stand., 1895).

Weber. Considérations nouvelles sur la portée de l'auto-intoxication dans l'épilepsie (Munch. med. Woch., 1898, n° 26).

Wildermuth, Contribution à l'étiologie de l'épilepsie (Festival de la société médicale de Stuttgart pour son 25e anniversaire. Stuttgart, 1897).

Weill, Précis de médecine infantile (1900).

Ziehen, Ueber Erregungs und Reizung sort der Germinen Epilepsie (Monatsch. für Psychiatrie und Neurologie 1897, p. 77).

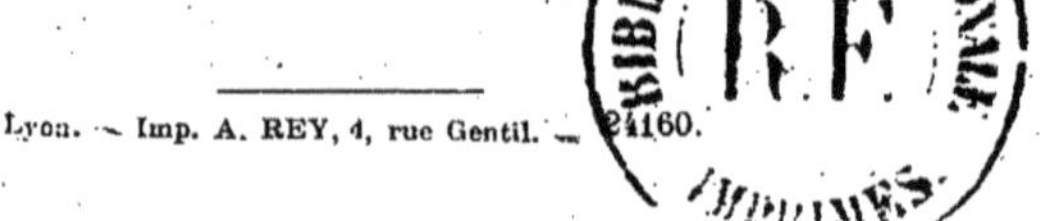

Lyon. — Imp. A. REY, 4, rue Gentil. — 24160.

TABLE

Lyon. — Imp. A. REY, 4, rue Gentil. — 24160.

www.ingramcontent.com/pod-product-compliance
Ingram Content Group UK Ltd.
Pitfield, Milton Keynes, MK11 3LW, UK
UKHW020225220726
13923UKWH00002B/522

9 782019 288327